Grundlagen der Endokrinologie und Kriminologie

Samael Aun Weor

Verlag Heliakon

Verlag Heliakon

Übersetzung aus dem Spanischen
Originaltitel: Nociones Fundamentales de Endocrinología y Criminología

Druck und Vertrieb: BoD - Books on Demand

Umschlaggestaltung: Verlag Heliakon
Titelbild: Pixabay (geralt)

www.verlag-heliakon.de
info@verlag-heliakon.de

ISBN: 978-3-943208-81-8

Die Deutsche Nationalbibliothek verzeichnet diese Publikation in der Deutschen Nationalbibliografie; detaillierte bibliografische Daten sind im Internet über www.dnb.de abrufbar.

Inhaltsverzeichnis

Vorwort 5

Teil I – Endokrinologie 11

Die Zirbeldrüse 13
Die Hypophyse 17
Die Schilddrüse 21
Die Nebenschilddrüsen 25
Die Thymusdrüse 27
Das Herz 29
Die Bauchspeicheldrüse 35
Die Leber 37
Die Nebennieren 41
Die Milz 43
Die vitale Grundlage 45
Tattwas und Hormone 47
Die Prostata 51
Die Hoden und Eierstöcke 57

Teil II – Kriminologie 69

Verschiedene Kategorien von hellsichtigen Wahrnehmungen 71
Positive und negative Hellsichtigkeit 75
Das Bewusstsein 79
Das psycho-biotypologische *Ich* 83
Der menschliche Verstand 87
Das Infrabewusstsein 95
Das Unterbewusstsein 101
Vererbung 101
Erziehung 103
Lebensumstände 105
Das Überbewusstsein 109
Vorstellungskraft 109
Inspiration 113
Intuition 116
Der Fall Krishnamurti 121
Der Manipulierte, der Auftraggeber, der Sukkubus 127
Die Geistesgestörten 139

Totale und partielle Revolution 149
Mentale Kriminologie 159
Bellizistische Psychose 165
Die Paranoia 167
Pädagogische Psychotherapie 171
Schlusswort 177

Vorwort

Die Endokrinologie ist eine Wissenschaft, die von hervorragenden Forschern aus vergangenen Jahrhunderten bis zur Gegenwart studiert wurde; diese Wissenschaft versucht, den großen Einfluss, den die endokrinen Drüsen durch die von ihnen produzierten Substanzen, die im wissenschaftlichen Jargon „Hormone“ genannt werden, auf das menschliche Verhalten haben, jeden Tag mehr zu entwirren.

Das Wort „Hormon“ hat griechische Wurzeln und bedeutet übersetzt: „antreiben“, und es ist bekannt, dass diese hormonellen Substanzen nicht nur biologische Aspekte der menschlichen Kreatur definieren, sondern auch deren psychologische Verhaltensweisen.

Seit der Antike haben die Völker des Ostens und insbesondere die Tibeter, die Wechselwirkung zwischen diesen kleinen Universen (den endokrinen Drüsen) und die psychologischen und metaphysischen Implikationen, die sich aus diesen Beziehungen ergeben, zutiefst verstanden.

Auch die prähispanischen Völker Südamerikas und Mittelamerikas wussten um die enorme über das Physikalische hinausgehende Macht, die die endokrinen Drüsen dem Menschen verleihen, wenn diese mit sehr archaischen Methoden, die heute nur noch einigen Meistern des Okkultismus bekannt sind, richtig stimuliert werden.

Zahlreich sind die Legenden und Geschichten, die in die okkulte Literatur aller Zeiten über metaphysische Kräfte und ihre Verbindung mit den Drüsen eingeflossen sind.

Es gibt zum Beispiel den Fall, der uns von Lobsang Rampa beschrieben wurde, über den Eingriff, den die hohen Lamas des

Potala bei Rampa machten, als er um die Zulassung zu den hohen Wissenschaften des Lamaismus bat.

Nach dieser Beschreibung wurde ein Loch zwischen den Augenbrauen gemacht, um die Hypophyse zu erreichen und sie zu stimulieren und so das Chakra oder die magnetische Scheibe des Hellsehens, im Yoga Ajna genannt, zu öffnen.

Eine spätere gründliche Studie bewies, dass niemals ein solcher „Eingriff" gemacht wurde und dass das, was Herr Lobsang Rampa beschrieb, nur ein literarischer Aufhänger war, um die Aufmerksamkeit der westlichen Zivilisation auf die wahren Pfade der authentischen Esoterik zu lenken.

Andererseits ist erwiesen, dass die Schädeldeformationen, die von den Mayas bei ihren Neugeborenen praktiziert wurden und von einigen karibischen und Stämmen des Amazonas immer noch praktiziert wird, darauf abzielt, allmählich und präzise Druck auf die Hypophyse und die Epiphyse auszuüben. Dies ist auch der Grund für die bei Tutanchamun gefundene Schädeldeformation, die als Dolichocephalie bekannt ist.

Leider wissen die Biologen immer noch wenig über die Bräuche dieser alten Völker und werden unsere Behauptungen als „märchenhaft" oder „unrealistisch" bezeichnen; aber wenn wir mit diesen Kulturen, von denen einige kleine Gruppen noch existieren, Kontakt aufnehmen, werden wir sehen, dass sie sehr ausgeprägte metaphysische Fähigkeiten haben und dass sie viele Phänomene wahrnehmen, die der Rest der Welt nicht wahrnimmt.

Taoismus, Lamaismus, Hinduismus und Tantra-Yoga, aber auch Buddhismus, Sufismus und das frühe Christentum legten und legen großen Wert auf das gesunde Funktionieren der endokrinen Drüsen und auf die Möglichkeiten der spirituellen Regeneration, die jeder Mensch erreichen kann.

Wenn wir zum Beispiel das Deuteronomium studieren, können wir in einem Kapitel Folgendes lesen: *„Niemand darf in* *das Königreich Jehovas aufgenommen werden, dessen Geschlechtsorgane amputiert, verstümmelt oder deformiert sind ...",* das heißt, da die Hoden zum Beispiel endokrine Drüsen sind, die unser sexuelles Verhalten steuern, haben sie sicherlich auch große Auswirkungen auf die Keuschheit und die Entwicklung von Fähigkeiten, die von den Anhängern erworben werden können, die sich den strengen Disziplinen unterwerfen, die in solchen religiösen und esoterischen Traditionen bekannt sind.

Darüber hinaus können wir auch den Fall der Überprüfung anführen, der alle Päpste der katholischen Kirche unterzogen werden, bevor sie als solche eingesetzt werden, um festzustellen, ob sie normale vollständige Männer in ihrer biologischen Physiologie sind und sich daher auch ethisch zur Erfüllung der ihnen durch die christlichen Sakramente auferlegten Gelübde verpflichten können.

Leider gestattet die katholische Kirche von heute, die die urchristliche Esoterik aus ihrer Doktrin entfernt hat, ihren Führern und Tausenden von Anhängern in der ganzen Welt nicht die Möglichkeit eines „psychologischen und spirituellen Erwachens" (auf das sie ein Recht haben), weil sie die großen Wahrheiten vergessen hat, die in diesen wunderbaren Laboratorien enthalten sind, die wir heute als Drüsen kennen.

Die sieben wichtigsten endokrinen Drüsen, nämlich die Zirbeldrüse oder Epiphyse, die Hirnanhangsdrüse oder Hypophyse, die Thymusdrüse, die Schilddrüse, die Hoden oder die Eierstöcke und die beiden Nebennieren sind mit großen Netzwerken von Nervengeflechten verbunden, die von ihnen stimuliert werden und das psychologische Verhalten, positive oder negative suprasensitive Wahrnehmungen und normale oder abnorme biologische Merkmale bestimmen.

Bisher beschränkte sich die offizielle Wissenschaft darauf, die Form, Größe und das ungefähre Gewicht dieser Drüsen zu beschreiben und den Moment anzugeben, in dem sie aktiviert werden, wenn der Mensch das Alter der biologischen Entwicklung erreicht (im Alter von 13, 14 oder 15 Jahren).

Es ist sogar bekannt, ab welchem Zeitpunkt sie nicht mehr aktiviert werden, wenn ein Mensch erwachsen ist.

Von diesem Zeitpunkt an beschränken sich die Endokrinologen darauf, von einer Über- oder Unterfunktion der Drüsen zu sprechen, was nichts anderes als Drüsenerkrankungen sind, die wiederum zu biologischen oder psychischen Krankheiten führen.

Die revolutionäre gnostische Esoterik, die von E. M. Samael Aun Weor entwickelt wurde, gibt in diesem Werk außergewöhnliche Erklärungen zu den Problemen des zeitgenössischen Menschen und deren Beziehung zu den Drüsen.

Ebenso zeigt diese Abhandlung über Endokrinologie und Kriminologie auf radikale Weise die enorme Verbindung, die zwischen der Wahrnehmung der unsichtbaren Welt und der höheren Entwicklung dieser geheimen Hüter unserer Zentren der spirituellen Wahrnehmung besteht.

Dieses Werk klärt den Grund für viele Irrtümer, in die viele Pseudo-Esoteriker zu verfallen pflegen und mit ihren absurden Behauptungen, die Produkt einer fehlerhaften Funktion der Drüsen und folglich einer falschen psychischen oder metaphysischen Wahrnehmung sind, ihre Mitmenschen mit Schmerz erfüllen.

Die seriösen und tiefgründigen Kriminologen verfügen mithilfe dieses wunderbaren Werks über einen enormen Wissensschatz, der, wenn er gut genutzt wird, das Verständnis für eine unendliche Anzahl von Kriminalfällen ermöglicht, die nicht vor Gericht verhandelt werden konnten, weil es keine ausreichenden Kenntnisse und Beweise gab, um sich mit solchen Verbrechen zu befassen.

Dieses Werk, lieber Leser, ist ein weiteres Glied in der langen Kette der Selbsterkenntnis, die uns dieser bedeutende Meister, Samael Aun Weor, als verlässlichen Beweis dafür hinterlassen hat, dass die Weisheit im Menschen verborgen ist, und dass, wie

König Salomon es ausdrückte: „Die Herrlichkeit Gottes darin besteht, seine Geheimnisse zu verbergen, und die des Menschen, sie zu entdecken".

Zu diesem Zweck hat der E. M. Samael Aun Weor den Schleier des Tempels der Natur zerrissen, damit wir in sein Sanctum Sanctorum eindringen und darin wirken können, wohl wissend, dass unser Körper der Tempel des lebendigen Gottes ist, und wir uns, indem wir ihn kennenlernen und seine Möglichkeiten entwickeln, über die materiellen Ungewissheiten erheben und die höchsten spirituellen Höhen erreichen können.

Oremus ...

Kwen Khan Khu
5. Juli 2008

Teil I – Endokrinologie

Die Zirbeldrüse

Die Zirbeldrüse befindet sich im hinteren Teil des Gehirns. Diese kleine Drüse hat nur einen Durchmesser von fünf Millimetern. Sie ist von einem sehr wichtigen feinen Sand umgeben. Die Zirbeldrüse besteht aus rotgrauem Gewebe. Diese kleine Drüse hat eine enge Verbindung mit den Geschlechtsorganen. Die Zirbeldrüse sondert bestimmte Hormone ab, die die gesamte Entwicklung und Entfaltung der Sexualorgane regulieren.

Die offizielle Wissenschaft behauptet, dass diese Drüse, nachdem die Hormone ihr Ziel erreicht haben, nämlich die vollständige Entwicklung der Geschlechtsorgane, zu einem faserigen Gewebe degeneriert, das nicht mehr in der Lage ist, Hormone abzusondern. Descartes behauptete, diese Drüse sei der Sitz der Seele. Die Asiaten versichern, dass diese Drüse das verkümmerte dritte Auge ist.

Als die medizinische Wissenschaft der westlichen Welt entdeckte, dass diese Drüse nur ein kleines rot-graues Gewebe ist, das sich im hinteren Teil des Gehirns befindet, wies sie die Behauptungen von Descartes und den Asiaten zurück. Es wäre besser gewesen, keine wissenschaftlichen Dogmen aufzustellen und alle Konzepte auf eklektische und didaktische Weise zu studieren.

Die indischen Yogis versichern, dass die Zirbeldrüse das Fenster von Brahama, das diamantene Auge, das Auge der Vielsichtigkeit ist, welches uns durch bestimmte Übungen die Wahrnehmung des Übersinnlichen ermöglicht.

Die westliche Wissenschaft sollte diese Konzepte des östlichen Yoga studieren. Die westliche Wissenschaft ist nicht die gesamte Wissenschaft. Es ist dringend notwendig auch die östliche Wissenschaft zu studieren. Wir benötigen eine ganzheitliche, vollständige Bildung.

Das Mikroskop erlaubte uns, das unendlich Kleine wahrzunehmen. Das Teleskop erlaubte uns, das unendlich Große zu sehen. Wenn die Zirbeldrüse uns erlaubt, das Übersinnliche aller Dinge zu sehen, sollten wir das östliche Yoga studieren und diese wundervolle Drüse entwickeln. Die indischen Yogis kennen Übungen durch die eine gezielte Höchstleistung der Zirbeldrüse erreicht werden kann, wodurch die Wahrnehmung des Übersinnlichen ermöglicht wird. Diese Behauptung des östlichen Yoga zu leugnen ist unwissenschaftlich. Es ist notwendig, zu studieren und zu analysieren.

Die östlichen Weisen sagen, dass die sexuelle Potenz von der Potenz der Zirbeldrüse abhängt. Dadurch können wir die wissenschaftliche Grundlage der Keuschheit erklären.

Es besteht kein Zweifel, dass alle großen biblischen Seher mit der Zirbeldrüse zu arbeiten wussten. Die wissenschaftliche Keuschheit, in Verbindung mit bestimmten Übungen, hat es ihnen ermöglicht, das Übersinnliche der Natur wahrzunehmen.

Die Gnostiker behaupten, dass sich in der Zirbeldrüse das Atom des Heiligen Geistes befindet. Die Biologie ist bestrebt, all diese Sachen zu erforschen. Die Hindus behaupten, dass sich in der Zirbeldrüse der tausendblättrige Lotos befindet. Zweifelsohne ist das die Krone der Heiligen.

Hochbegabte Menschen haben eine sehr entwickelte Zirbeldrüse. Bei Schwachsinnigen wurde festgestellt, dass die Zirbeldrüse verkümmert ist.

Die großen Phänomene der Massenfaszination, die in Indien so verbreitet sind, sind nur möglich, wenn der authentische Fakir eine kraftvolle Zirbeldrüse hat.

Die Sekretionen der endokrinen Drüsen werden direkt durch das Blut absorbiert. Das Blut transportiert alle Sekrete aus den endokrinen Drüsen zu anderen Organen oder Drüsen, wodurch diese zu einer erhöhten Aktivität und intensiveren Arbeit angeregt werden. Das Wort Hormon kommt aus dem Griechischen und bedeutet „erregen". Hormone haben tatsächlich die Fähigkeit, den gesamten Organismus anzuregen, ihn zur Arbeit zu zwingen.

Die Sekretionen der endokrinen Drüsen beeinflussen auch den Verstand. Das erklärt uns, warum sich die Hindus der Kontrolle des Verstandes widmen. Durch den Verstand können wir unsere hormonellen Funktionen steuern.

Einige indische Weisen wurden viele Monate lang begraben, ohne zu sterben.

Das kann die Biologie nicht ignorieren. Es ist notwendig, dass die Biologen all diese Wunder Asiens erforschen.

Emmanuel Kant erkennt einen *nisus formativus* für unseren physischen Körper an. Die östlichen Weisen glauben, dass dieser *nisus formativus* ein fluidischer Körper ist, der mit dem großen sympathischen und parasympathischen Nervensystem in Verbindung steht. Es besteht kein Zweifel, dass dieser fluidische Körper der Astralkörper der mittelalterlichen Ärzte ist. Innerhalb des Astralkörpers befinden sich der menschliche Verstand und alle seelischen Prinzipien.

Die Sinne dieses Astralkörpers scheinen wie Lotosblüten aus dem Innersten der endokrinen Drüsen zu strömen. Der Lotus mit tausend Blütenblättern, der von den indischen Yogis erwähnt wird, ist ein seelischer Sinn des Astralkörpers.

Die spezielle Entwicklung der Zirbeldrüse ermöglicht es uns, den Astralkörper und seine seelischen Sinne wahrzunehmen, die wie Lotusblüten aus den endokrinen Drüsen strahlen.

Die medizinische Wissenschaft spielt lediglich mit der Mechanik der Phänomene, ohne die vitale Grundlage des Lebens zu kennen. Die besondere Entwicklung der Zirbeldrüse ermöglicht es uns, diese vitale Grundlage des Lebens zu sehen.

Die Hypophyse

Die Hypophyse ist sehr klein. Die Biologie bestätigt, dass diese Drüse nur die Größe einer Erbse hat und wunderbar an der Basis des Gehirns hängt und harmonisch auf dem Keilbein ruht. In dieser Drüse finden wir eine wunderbare Dreifaltigkeit. Das Gesetz des Dreiecks regelt alles Erschaffene.

Die Hypophyse besteht aus drei Teilen: zwei Lappen und einem Mittelteil. Das ist das Dreieck, das wunderbare Gesetz jeder Schöpfung. Ohne den Frontallappen oder den Hypophysenvorderlappen ist nach Ansicht der Biologen kein Leben möglich.

Der Frontallappen dieser Drüse ist für die Steuerung der Größe der Zellgemeinschaft verantwortlich. Wir müssen uns jedoch darüber im Klaren sein, dass es auch innerhalb dieser Steuerung eine Regulierung und Kontrolle gibt. Nur so können wir uns erklären, dass das Leben ohne den Hypophysenvorderlappen unmöglich wird.

Die Überfunktion des Hypophysenvorderlappens ist die Ursache für sehr große Menschen. Wenn die Funktion des Frontallappens der Hypophyse unzureichend ist, dann haben wir als Ergebnis Zwerge. Es ist daher logisch anzunehmen, dass ohne den Frontallappen der Hypophyse kein Leben möglich wäre, da er die Größe der Zellgemeinschaft reguliert.

Gewisse Arten der Intelligenzminderung und Blindheit sind auch auf bestimmte Anomalien des Frontallappens der Hypophyse zurückzuführen.

Die Funktion des Hinterlappens der Hypophyse besteht darin, unter anderem die nicht bewusst steuerbaren Muskeln des Körpers zu stärken.

Die Sekretion der Hypophyse beeinflusst auch die Ausscheidung von Wasser aus den Nieren.

Ärzte nutzen die Hypophyse, um bei schwierigen Geburten zu helfen. Die Meisterin H. P. Blavatsky sagt, dass die Hypophyse der Page und Lichtträger der Zirbeldrüse ist. Dr. Krumm-Heller, Professor für Medizin an der Universität Berlin, sagte, dass sich zwischen der Zirbeldrüse und der Hypophyse ein sehr feiner Kanal befindet, der bei Leichen bereits verschwunden ist. Diese beiden Drüsen sind also durch diesen feinen Kanal verbunden. Es gibt keine Zweifel an der Elektrobiologie und an den bioelektromagnetischen Kräften. Warum also nicht einen bioelektromagnetischen Austausch zwischen Hypophyse und Zirbeldrüse akzeptieren? Es ist an der Zeit, alle Möglichkeiten der mystischen Sinne und des Psychosomatischen, ohne Fanatismus, ohne Vorurteile und ohne Dogmatismus zu analysieren.

Die indische Yogis sagen, dass aus der Hypophyse die Lotusblume mit zwei Blütenblättern geboren wird. Die westlichen Wissenschaftler sollten nicht über diese Behauptungen lachen, sondern sie gründlich studieren. Über etwas zu lachen, was wir nicht wissen, ist nicht wissenschaftlich.

Diese Lotusblume befindet sich im Astralkörper genau zwischen den beiden Augenbrauen. Die indischen Weisen bezeichnen diese Lotusblüten als „Chakras".

Die Yogis versichern, dass das Chakra der Hypophyse uns hellsichtig macht. Im heiligen Land der Veden gibt es viele geheime Übungen, um das Hellsehen zu entwickeln. Die Hindus sagen, dass das Stirnchakra acht große Mächte und sechsunddreißig kleine Mächte innehat.

Der Hellseher kann das Übersinnliche der Natur wahrnehmen. Der Hellseher kann den Astralkörper sehen, in dem sich alle seelischen und spirituellen Prinzipien des Menschen befinden. Der Hellseher nimmt die vierte Dimension wahr.

Der Energetismus der Drüsen kann von Biologen nicht kleingeredet werden. Der bioelektromagnetische Austausch zwischen der Hypophyse und der Zirbeldrüse macht uns hellsichtig.

Es scheint eine gewisse Beziehung zwischen dem Kupferatom und der Hypophyse zu bestehen. Einige Weisen benutzten Kupfer, um die Fähigkeit des Hellsehens zu entwickeln. Nostradamus starrte stundenlang auf Wasser, das in einem Gefäß aus reinem Kupfer war. Dieser weise Arzt hat Prophezeiungen gemacht, die sich im Laufe der Zeit genau erfüllt haben. Die Astrologen behaupten, dass sowohl die Hypophyse als auch das Kupfer von der Venus beeinflusst wird. Nur so können wir die enge Beziehung verstehen, die zwischen Kupfer und der Hypophyse besteht.

Als die katholischen Priester, die während der Eroberung aus Spanien kamen, eine Gruppe von aztekischen Priestern trafen, geschah etwas Interessantes. Die Tradition erzählt, dass die katholischen Priester, die die Indianer missionieren wollten, mit ihnen über Engel, Erzengel usw. sprachen. Schließlich luden die aztekischen Priester die katholischen Priester zum Essen ein. Es wird erzählt, dass unter den Speisen, die die katholischen Priester gegessen haben, auch ein sehr leckerer Kaktus gewesen ist. Dieser Kaktus weckte kurzzeitig die hellseherischen Fähigkeiten der spanischen Priester. Daraufhin sahen sie Engel, Erzengel, usw., usw. Das Entsetzen der katholischen Priester war groß, und sie wussten nicht, was sie tun sollten. Darüber lachten die Indianer und sagten: „Diese Engel und Erzengel, von denen ihr zu uns sprecht, kennen wir schon seit Langem!"

Die Überlieferung erzählt, dass die katholischen Priester die aztekischen Priester töten ließen, da sie sie als Hexer oder Zauberer betrachteten. Es besteht kein Zweifel an dem Kaktus, der die Macht hat, die Hellsichtigkeit derjenigen, die ihn essen, sofort zu erwecken. Dieser Kaktus ist der Peyote. Im Bundesstaat Mexiko ist der Peyote, der für das Hellsehen verwendet werden kann, nicht verfügbar. Wer ihn haben möchte, sollte ihn in Chihuahua oder San Luis Potosí suchen. Man sollte ihn kauen; nur der reife Peyote ist nützlich; wenn er trocken ist, funktioniert er nicht.

Die Biologie sollte den Peyote nicht unterschätzen, noch sollte sie dogmatisch und starrsinnig behaupten, dass hellseherische Wahrnehmungen Halluzinationen sind. Wenn die ersten Gelehrten, die die Mikroben mit dem Mikroskop sehen konnten, behauptet hätten, dass es diese Mikroben nicht gäbe und dass das, was sie durch die Linse sahen, Halluzinationen waren, würden wir zu diesem Zeitpunkt des Lebens die Existenz der Mikroben noch leugnen. Wir müssen weniger dogmatisch sein, wir müssen wissbegieriger, weniger eklektisch, didaktischer sein. Die Hypophyse schüttet sieben Arten von Hormonen aus. Auch in der Geburtshilfe ist der Nutzen der Hypophyse unschätzbar.

Der berühmte Schriftsteller Doktor Jorge Adoum, ein angesehener gnostischer Schriftsteller und Meister der großen Mysterien der Weißen Loge, sagte, dass sich das Atom des Kosmischen Christus in der Hypophyse befindet, während sich das Atom des Vaters im Magnetfeld der Nasenwurzel befindet.

Die Biologie analysiert und untersucht die wissenschaftlichen Konzepte aller Gelehrten. Die Biologie hat bereits den schrecklichen Materialismus des achtzehnten Jahrhunderts überwunden und beginnt nun, alle physischen, seelischen und spirituellen Möglichkeiten der Drüsen zu untersuchen.

*Anmerk. des Herausgebers: Auszug aus dem Buch „Die christliche Magie der Azteken“: *Wir empfehlen die Verwendung dieses wunderbaren Kaktus nicht ... Was wir empfehlen, ist Übung, viel Übung und dadurch wirst du im Astralkörper handeln und reisen können.*

Die Schilddrüse

Die Schilddrüse hat eine schöne dunkelrote Farbe. Die Schilddrüse hat zwei Lappen, die die Endokrinologen sehr gut kennen. Der Biologe staunt über diese beiden schönen Lappen, die durch einen schmalen Streifen (Isthmus) verbunden sind. Hier ist wieder das perfekte Dreieck.

Die zwei Lappen der Schilddrüse befinden sich genau an jeder Seite des Adamsapfels.

Bei der Schilddrüse können zwei grundlegende Krankheiten auftreten: Hyperthyreose und Hypothyreose. Die erste ist durch zu viel Sekretion gekennzeichnet, die zweite durch zu wenig Sekretion. Die Hyperthyreose kann durch einen chirurgischen Eingriff behoben werden. Die Hypothyreose kann nicht durch eine Operation behoben werden. Hypothyreose kann nur geheilt werden, wenn dem Patienten Thyroxin (ein Grundstoff der Schilddrüsensekretion) verabreicht wird.

Thyroxin ist eine jodhaltige Verbindung, die in der Medizin sehr wichtig ist. Thyroxin ist eng mit dem gesamten Stoffwechsel des physischen Körpers des Menschen verbunden. Wenn der Patient an einer Hyperthyreose leidet, beschleunigt überschüssiges Thyroxin die Verbrennung von Lebensmitteln. Das Ergebnis ist eine Erhöhung des normalen Rhythmus der Atmung und des Herzens.

Bei Hypothyreose verlangsamt sich der Stoffwechsel. Wenn ein Kind eine Schilddrüsenunterfunktion hat, ist die Entwicklung des gesamten Körpers und des Gehirns des Kindes sehr verzögert. Wenn Hypothyreose bei einem Erwachsenen auftritt, wird er geistig stumpf, seine Nägel und Haare wachsen langsam und abnormal, jede körperliche Anstrengung ermüdet ihn schrecklich, seine Haut wird trocken, schuppig und verdickt sich.

Das biologische Jod desinfiziert den gesamten Organismus. Ohne das biologische Jod der Schilddrüse würde unser menschlicher Organismus nicht leben können. Die Ärzte der Rosenkreuzer behaupten, dass die Schilddrüse von der Venus beeinflusst wird, und dass die Nebenschilddrüsen vom Mars beeinflusst werden. Der berühmte Arzt Arnold Krumm-Heller, Professor für Medizin an der Universität Berlin, versicherte uns, dass es zwischen Venus und Mars einen schrecklichen Kampf gibt, der sich zwischen Schilddrüse und Nebenschilddrüse wiederholt.

Einmal versicherte uns ein alter Bauer, der weder lesen noch schreiben konnte, dass er einen Kropf heilen könne, indem er eine Bleischeibe auflege; der Bauer sagte uns, dass er in eine viereckige Bleischeibe zwei kleine Löcher mache, um dort einen Faden oder eine Schnur zu befestigen. Mit dieser Schnur band er die Bleiplatte an seinen Hals, so dass sie auf der Wurzel des Kropfes lag. Der Bauer versicherte uns, dass er drei Monate lang diese Platte am Hals trug und dass er völlig geheilt sei. Er erzählte uns, dass einige seiner Verwandten sagten, dass auch sie mit dieser Bleischeibe geheilt worden wären.

Die Metalltherapie befindet sich praktisch noch im Embryonalstadium. An den großen Möglichkeiten der Metalltherapie besteht kein Zweifel. Wir haben einige südamerikanische Bauern gekannt, die Salz und Speichel vor dem Frühstück als einziges Mittel gegen den Kropf verwenden. Sie vermischten diese beiden Elemente während des abnehmenden Mondes. Dann trugen sie ihr Heilmittel auf und erklärten, dass sie diese hässliche Krankheit auf diese Weise geheilt hätten. Die Biologie ist bereit, alle diese therapeutischen Methoden der Bauern eingehend zu studieren, denn wir sind überzeugt, dass viele dieser Formeln unserer Großmütter bei vielen Gelegenheiten das Leben bekannter Menschen gerettet haben.

Die indischen Yogis sagen, dass die Wurzel des Kehlkopf-Chakras aus der Schilddrüse kommt. Der große indische Arzt

Sivananda versichert, dass dieses Chakra sechzehn Lotusblätter hat. Die westlichen Wissenschaftler lachen über das, was sie nicht kennen. Es wäre besser, das zu studieren, was wir nicht kennen. Die orientalischen Weisen akzeptieren die Existenz eines Super-Gehörs, das in der Lage ist, die Wellen des Übersinnlichen wahrzunehmen. Man nennt dieses Super-Gehör die Hellhörigkeit.

Das Kehlkopf-Chakra ist das Zentrum der Hellhörigkeit. Die Hypothyreose verlangsamt den Verstand der Erwachsenen. Dies zeigt uns die enge Beziehung der Schilddrüse mit dem Verstand. Wenn die Schilddrüse und der Verstand so miteinander verbunden sind, warum sollte man dann nicht die orientalische These über das Kehlkopf-Chakra und die konzeptionelle Synthese zulassen? Die indische Weisen sagen, dass sie die konzeptionelle Synthese erreichen, wenn sie das Kehlkopf-Chakra entwickeln. Die Physik akzeptiert den Äther. Die Hindus sagen, dass der Äther nur die Kondensation des Tattwas Akasha ist. Die großen asiatischen Yogis sagen, dass Materie eine Verdichtung des Äthers ist, und dass der Äther wiederum eine Verdichtung des Tattwas Akasha ist, in dem sie in der ultimativen Synthese den Ursprung der Materie finden. Die Hindus sind der Meinung, dass Akasha der Urklang ist, und dass sein Werkzeug im Menschen der schöpferische Kehlkopf ist.

Dr. Sivananda versichert uns, dass wir mit der Entwicklung des Schilddrüsen-Chakras das Akasha kontrollieren und es schaffen, selbst in den tiefen Nächten des Großen Pralaya zu leben.

Laut Doktor Sivananda, einem hervorragenden Endokrinologen und indischen Yogi, entwickeln wir die Hellhörigkeit, indem wir das Kehlkopf-Chakra erwecken. Wenn ein Yogi sich in die tägliche Meditation mit dem Ziel vertieft, einem entfernten Freund zuzuhören, dann wird er in Momenten des Dösens in der Lage sein, seine Worte zu hören. Durch die innere Meditation wird die Hellhörigkeit erweckt.

Die Sekretion der endokrinen Drüsen hängt eng mit der Ordnung und Kontrolle des autonomen Nervensystems, der sogenannten unwillkürlichen Muskeln zusammen.

Die Drüsensekrete steuern den gesamten wunderbaren Stoffwechsel des physischen Organismus mit größter physiologisch-kosmischer Weisheit. Endokrine Sekrete steuern das Wachstum und die Entwicklung der gesamten Zellgemeinschaft.

Die Sekretion der endokrinen Drüsen steuert vollständig die Merkmale der Sexualität.

Die Aura der Schilddrüse strahlt wunderschön.

Die Nebenschilddrüsen

Die Nebenschilddrüsen sollten niemals entfernt werden, denn es ist hinreichend belegt, dass das zu schrecklichen Krämpfen und einem unvermeidlichen Tod führt.

Die beiden Nebenschilddrüsenpaare regulieren normalerweise auf eine sehr erstaunliche Weise alle Kalziumwerte, die in den Zellen und im Blut reichlich vorhanden sind.

Die Sekrete der vier wunderbaren Nebenschilddrüsen müssen die gesamte Arbeit der Kontrolle des Kalziums in den Zellen und im Blut verrichten.

Diese schwierige Aufgabe ist nur durch die Sekrete der vier Nebenschilddrüsen möglich.

Tatsächlich sind diese Drüsen sehr klein, und befinden sich auf den Flügeln der Schilddrüse.

Wenn die Biologen genau hinsehen, können sie ein paar kleine Elemente von der Größe einer Bohne sehen.

Die Astrologie geht davon aus, dass diese Drüsen vom Mars reguliert werden.

Die offizielle Wissenschaft sieht die Drüsen nur von einem rein materialistischen Standpunkt aus.

Die Wissenschaft der gnostischen Weisen geht darüber hinaus.

In jedem Atom gibt es eine Dreiheit von Materie, Energie und Bewusstsein.

Jede Zelle ist eine Dreiheit aus Materie, Energie und Bewusstsein.

Jede Drüse der innerlichen Sekretion ist ein wahres mikrokosmisches Labor. Die Wechselbeziehung der endokrinen Drüsen, der weise Austausch der biochemischen Produkte, die unendliche Perfektion, mit der die Drüsen arbeiten, demonstriert uns zur Genüge die Existenz einer bestimmten Intelligenz, die alles koordiniert und deren Wurzel im kosmischen Bewusstsein zu suchen ist.

Wo immer es Leben gibt, gibt es auch Bewusstsein. Bewusstsein ist dem Leben inhärent wie die Feuchtigkeit dem Wasser. Im sowjetischen Russland gibt es heutzutage fünfzehn Millionen Muslime. Dies ist ein Beweis dafür, dass der Materialismus von Marx völlig versagt hat.

Jede Maschine wird durch bestimmte Gesetze organisiert. Jede Maschine hat ein Steuer, einen Hebel, von dem aus sie gesteuert wird, und einen Piloten, der sie steuert und lenkt. Warum sollte unser menschlicher Organismus eine Ausnahme bilden? Der menschliche Körper ist eine perfekte Maschine, die in den Werkstätten der Natur vom kosmischen Bewusstsein gebaut wird. Diese Maschine hat ihr Steuer oder ihren Hebel, von dem aus sie gesteuert und gelenkt wird. Dieses Steuer ist das große sympathische Nervensystem. Der Pilot, der diese Maschine steuert, ist der Innerste (der Geist). Der Innerste, umhüllt von seinem Astralkörper, steuert über den Hebel des großen sympathischen Nervensystems den gesamten Organismus und alle hormonellen Sekretionen.

Die Thymusdrüse

Wenn der Mensch die Geschlechtsreife überschreitet, beginnt die Thymusdrüse zu verkümmern. Dies ist bereits bewiesen.

Die Thymusdrüse befindet sich an der Basis des Halses. Die Thymusdrüse hat eine unregelmäßige Form.

Diese Drüse ist eng mit den Milchdrüsen verbunden. Das erklärt uns, warum die Muttermilch unersetzlich ist.

Die Thymusdrüse reguliert die Vitalität des Kindes.

Die Astrologen sagen, dass diese Drüse durch den Mond beeinflusst wird. Die gnostischen Weisen wollen die Thymusdrüse bewahren und sie nicht verkümmern lassen.

Wenn diese Drüse aktiv ist, altert der Organismus nicht. Die medizinischen Gelehrten der Antike sagten, dass der Vokal „A“, wenn er richtig ausgesprochen wird, die Macht hat, die Thymusdrüse vibrieren zu lassen. Die Ärzte der Antike nutzten dieses Mantram, das von den Leuten so vulgarisiert wurde, genannt „ABRACADABRA“, um die Thymusdrüse während des ganzen Lebens aktiv zu halten. Sie sprachen in den heidnischen Tempeln neunundvierzig Mal dieses Wort auf folgende Weise:

Abracadabra
Abracadabr
Abracadab
Abracada
Abracad
Abraca
Abrac
Abra
Abr
Ab
A

Es wird gesagt, dass sie den Ton des Vokals „A“ verlängert haben.

Manche Ärzte beginnen mit musikalischen Klängen zu heilen; es ist gut zu wissen, dass die Stimme des Arztes und jedes seiner Worte eine Quelle des Lebens oder des Todes für die Patienten ist.

Die endokrinologische Wissenschaft sollte die enge Beziehung zwischen Musik und den endokrinen Drüsen studieren. Es ist besser, das, was wir nicht kennen, zu untersuchen, zu analysieren und zu verstehen, als darüber zu lachen.

Wenn das Kind hungrig ist, sollte die Mutter ihm die Brust geben. Leitfäden für Mütter, die raten, das Kind stundenlang hungern zu lassen, sind ein Verbrechen gegen die öffentliche Gesundheit.

Dass der Mensch die Natur korrigieren will, ist völlig absurd. Wenn das Kind hungrig ist, schreit es, und es ist ein Verbrechen gegen die Natur, ihm das Essen zu verweigern.

Das Herz

Das Herz ist eigentlich eine doppelte Pumpe. Eine Seite des Herzens pumpt Blut in eine Richtung, während die andere Seite das Blut in die andere Richtung pumpt, d. h. in zwei entgegengesetzte Richtungen, die sich auf wunderbare Weise ergänzen und harmonieren. Das Interessanteste ist, dass die beiden entgegengesetzten Ströme von Blut, die durch das Herz gepumpt werden, nicht aufeinandertreffen, sondern sich gegenseitig helfen voranzukommen.

Das Herz ist wirklich die Sonne unseres Körpers. Das Herz ist das größte Wunder der Schöpfung. Allerdings gibt es ausgesprochen kultivierte und gebildete Menschen, die die Physiologie des Herzens nicht kennen.

Es ist großartig den Fluss des Blutes durch die Aorta zu betrachten. Diese Schlagader ist wirklich ein großer und schöner Fluss. Es erfüllt uns mit Ehrfurcht und mystischer Seligkeit, zu sehen, wie dieser große Fluss voller Leben sich in kleinere Flüsse, kleine Arterien, und schließlich in Bäche verzweigt, die das Leben überall hinbringen, um Millionen von mikroskopisch kleinen Lebewesen (Zellen, Bakterien, usw., usw.) zu ernähren und ihnen Leben zu geben.

Alle diese Geschöpfe sind eine Dreiheit aus Materie, Energie und Bewusstsein. Alle diese unendlich kleinen Wesen verehren uns als ihren Gott. Die kleineren Bäche sind Blutkapillaren. Im Gespinst dieses Netzes von Kapillaren befinden sich die Zellen der verschiedenen Gewebe und Organe.

So leben also die Zellen von dem Blutstrom, der vom Herzen gepumpt wird. Die Zellen sind zusammengesetzt aus Molekülen und diese aus Atomen. Jedes Atom ist ein wahres Miniaturuniversum. Jedes Atom ist eine Dreiheit aus Materie,

Energie und Bewusstsein. Die atomaren Intelligenzen werden vom Atom Nous regiert, das in der linken Herzkammer wohnt.

Die aufstrebenden Atome des Herzens gehorchen den Befehlen des Atom Nous und geben sie an die Ingenieur-Atome weiter, die die Aktivität der einzelnen Organe leiten. Die atomaren Arbeiter jedes Organs gehorchen den Befehlen der Ingenieur-Atome und arbeiten im Einklang mit diesen Befehlen.

Es gibt auch eine Vielzahl von trägen Atomen, die die Krankheiten verursachen. Das Atom Nous des Herzens arbeitet unter der Leitung des Architekten-Atoms und dieses Letzte unter den Befehlen des Innersten.

Das Herz ist ein hohler Muskel von der Größe einer Faust. Es ähnelt einer Birne. Das Herz zieht sich zusammen und dehnt sich aus, es kontrahiert und entspannt sich unaufhörlich. Das ist die Ebbe und Flut des großen Ozeans des Lebens. Jedes Leben hat seine Systole und Diastole. Alles pulsiert, in allem existiert ein Rhythmus, ein Puls, sowohl in unendlich Kleinen als auch im unendlich Großen. *Wie unten so oben. Wie oben so unten.* Das ist das Gesetz des großen Lebens.

Im Herzen gibt es zwei wunderbare Polaritäten. Positiv-negativ. Sie sind wie zwei Herzen, die unaufhörlich Blut in zwei entgegengesetzte Richtungen pumpen. Die beiden Kammern des Herzens haben jeweils zwei Teile, einen oberen, einen unteren. Die oberen Teile sind die Vorhöfe, die unteren Teile sind die Herzkammern. Die Geheimlehre kennt sieben geheime Kammern im Herzen und sieben geheime Hohlräume im Gehirn.

Es gibt die rechte Herzkammer und den rechten Vorhof. Es gibt die linke Herzkammer und den linken Vorhof. Die oberen rechten und linken Teile sind die Vorhöfe. Die unteren rechten und linken Teile sind die Herzkammern.

Wenn wir über die Lotosblume des Herzen meditieren, kontrollieren wir das Tattva Vayu, und es wird uns die Macht über die Winde und Orkane gegeben. Die Hindus sagen, dass die

Lotusblume des Herzens zwölf wunderbare Blütenblätter hat. Das gesamte innere Geheimnis der Funktionsweise des Herzens, seine gsamte vitale Grundlage muss man in der Lotosblume mit den zwölf Blättern suchen, deren feiner Stiel dem Herzenstempel entspringt.

Die Hohlvene bringt Blut voller organische Abfälle zum Herzen. Der rechte Vorhof empfängt diesen unreinen Strom und leitet ihn weise zur rechten Herzkammer, die darunter ist. Einige Augenblicke später pumpt die rechte Herzkammer das mit Lymphe und Abfall beladene Blut durch sein Ventil, damit es durch die Lungenarterie ins Innere der Lunge gelangt.

Die kosmische Intelligenz hat nichts vernachlässigt. Für den Weisen ist es interessant, über diese Funktionsweise zu reflektieren. Es ist wunderbar zu sehen, wie die große Lungenarterie sich in zwei kleinere Arterien teilt, eine für jede Lunge.

Innerhalb der Lunge verzweigen sich die Lungenarterien, bis sie zu winzigen Kapillaren werden. Jeder Tropfen Blut muss zwangsläufig durch die Kapillaren der Lunge gelangen, wo er Kohlendioxid abgibt und stattdessen Sauerstoff aufnimmt.

Das sauerstoffreiche Blut dringt intelligenterweise in die kleinen Venen und dann in die größeren Venen ein. Die beiden großen Venen der Lunge bringen ihr sauerstoffreiches Blut in den linken Vorhof des Herzes. Das Blut hat seinen Vorrat an Kohlendioxid durch Sauerstoff ausgetauscht. So wird das Leben erneuert. Aus dem linken Vorhof gelangt das Blut in die linke Herzkammer und erreicht dann mithilfe des rythmischen Impulses des Herzens durch die Aorta schließlich alle Arterien und Blutgefäße.

In dieser Arbeit können wir die intime Beziehung zwischen Vayu, dem Prinzip der Luft und dem Herzen sehen. Die indischen Yogis irren sich nicht, wenn sie Vayu mit dem Herzen in Zusammenhang bringen. Dies zeigt uns die tiefen kosmisch-physiologischen Kenntnisse, die die Orientalen über das Herz besitzen.

Warum wollen die Abendländer nicht das orientalische Yoga studieren? Warum wollen die Abendländer über das lachen, was sie nicht kennen? Es wäre besser, den großen Yogi Sivananda zu studieren. Das wäre viel klüger. (Das Buch mit dem Titel „Kundalini Yoga" des weisen indischen Sivananda ist ein Wunder der östlichen Weisheit).

Diejenigen, die lernen wollen, ihren Körper in den Jinaszustand zu versetzen (d. h. diejenigen, die lernen wollen, ihren Körper in die vierte Dimension zu versetzen), müssen die Lotosblume des Herzens entwickeln. Ein Yogi, der seinen physischen Körper in den Jinaszustand versetzt hat, kann durch die Luft fliegen, auf dem Wasser gehen wie Jesus es am See von Galiläa tat, oder durch Feuer gehen, ohne sich zu verbrennen, wie es heutzutage viele Yogis in Indien tun. Ein Yogi, der seinen physischen Körper in den Jinaszustand versetzt hat, kann Felsen von einer Seite zur anderen durchqueren, so wie es die Jünger von Buddha taten.

Die Lotusblume des Herzens entwickelt sich durch Meditation und Gebet. Die westlichen Ärzte sagen, dass das Herz zwei Töne erzeugt, einen tiefen und dumpfen und einen anderen, der voll und hoch ist: „**Lub**", „**Dup**". Die Physiologen versichern, dass der erste Ton sofort nach der Kontraktion der Herzkammer erzeugt wird und der Zweite durch das Schließen der Ventile, die die Herzkammern von der Aorta und der Lungenarterie trennen. Die indischen Ärzten gehen viel weiter, weil sie feinere Sinne haben. Die indischen Yogis sagen, das es im Herzen zehn mystische Töne gibt.

Der erste Ton ist wie die Stimme des Menschensohnes. Der zweite Ton ist der Chinbini. Der dritte ist der Klang der großen kosmischen Glocke. Der vierte ist das innere Dröhnen der Erde. Der fünfte ist der liebliche Ton der Laute, der sechste ist die Zimbel der Götter. Der siebte ist derjenige der Zauberflöte. Der achte ist derjenige der Pauke. Der neunte, der einer Doppeltrommel und der zehnte Ton ist derjenige der sieben Donner, die in der Offenbarung die Stimmen des Ewigen wiederholen. Wenn die beiden Töne, die die westlichen Ärzte hören, wahr sind, warum können dann die Zehn der Orientalen nicht wahr sein?

Wenn die beiden Töne der westlichen Ärzten nachgewiesen werden können, warum können die zehn orientalischen Töne nicht nachgewiesen werden? Es geht um die Methode der Beweisführung. Die Abendländer haben ihre wissenschaftlichen Methoden der Beweisführung. Die Orientalen haben auch ihre wissenschaftlichen Methoden der Beweisführung. Der Orientale beruhigt seinen Verstand und meditiert über die zehn mystischen Töne. Der orientalische Verstand taucht in die zehn mystischen Töne ein und dann verlässt dieser „Nisus Formativus“, der Astralkörper der mittelalterlichen Ärzte, in dem sich alle psychischen und spirituellen Prinzipien des Menschen befinden, den physischen Körper in Ekstase, inmitten der zehn mystischen Töne des Herzens. Das ist das Samadhi der indischen Yogis. So begibt sich der Yogi zu den fernen Welten des Unendlichen.

Der westliche Arzt sollte, anstatt zu lachen und das zu kritisieren, was er weder studiert, noch erlebt hat, Yoga studieren.

Die Hindus sagen, dass sich innerhalb des Herzchakras ein sechseckiger Raum von unbeschreiblicher tiefschwarzer Farbe befindet. Dort erklingen die zehn mystischen Töne. Der Abendländer lacht über all das. Wenn die westlichen Ärzte die Hellsichtigkeit entwickeln würden, würden sie nicht mehr lachen, denn sie würden sehen. Die Ärzte können den Herzschlag fotografieren. Der Herzschlag wird mit einem Gerät, namens Elektrokardiogramm (EKG) fotografiert. Es ist erstaunlich zu sehen, wie seine Schläge sich vollkommen synchronisieren, alle vier Kamern, als ob es nur zwei wären. Dies ist nur möglich dank des His-Bündels. Dieses Bündel von Nervenzellen, auch als Atrioventrikularknoten bezeichnet, synchronisiert auf wunderbare Weise und automatisch die beiden Vorhöfe in einem einzigen Herzschlag mit schwacher Kontraktion und die beiden Herzkammern in einem einzigen Herzschlag mit starker Kontraktion.

Wenn das Elektrokardiogramm (EKG) in der Lage ist, die Herzschläge zu fotografieren, wie viel mehr könnte derjenige sehen, der die Hellsichtigkeit entwickelt? Dem Hellsichtigen öffnet sich eine neue Welt. Eine unendliche Welt, eine Welt voller unberechenbarer Vielfalt.

Im Herzen befindet sich der innere Christus jedes Menschen, der auf die Welt kommt. Unsere wahres Sein.

Die Bauchspeicheldrüse

Teile der Bauchspeicheldrüse haben keine Kanäle. Alle Verdauungssäfte des menschlichen Organismus werden durch den berühmten Wirsung-Gang der Bauchspeicheldrüse in das Duodenum entleert.

Der große deutsche Arzt Dr. Arnoldo Krumm-Heller, Professor für Medizin an der Universität Berlin, sagte in seinem „Curso Zodiacal", dass die Konstellation Jungfrau den Bauch und vor allem die Langerhans-Inseln beeinflusst.

Insulin ist sehr wichtig, weil es den gesamten Stoffwechsel der Kohlenhydrate regelt. Das Insulin wird von diesen Inselchen der Bauchspeicheldrüse ausgeschieden.

Wenn die Inselchen der Bauchspeicheldrüse nicht richtig funktionieren, entsteht Diabetes.

Die Hauptaufgabe der Bauchspeicheldrüse ist die Umwandlung von Zuckern. Wenn die Inselchen das Insulin nicht mehr richtig ausschütten und der Zucker direkt ins Blut übergeht, nennt man das Diabetes.

Mit Insulin-Behandlungen hilft die medizinische Wissenschaft, Diabetes zu kontrollieren, aber diese Behandlung heilt den Diabetes nicht. Wir haben viele Diabetiker kennengelernt, die es geschafft haben, sich von Diabetes mit dem berühmten antidiabetischen Tee zu heilen.

Das Rezept für diesen Tee ist wie folgt:
Avocado Baum Blätter. 30 g.
Blätter vom Eukalyptusbaum. 30 g.
Walnussbaum Blätter. 30 g.
Man kocht die Mischung in einem Liter Wasser.
Dosis: Drei Gläser täglich. Eines vor jeder Mahlzeit.
Man sollte den Tee sechs Monate in Folge trinken.

Die Behandlung mit Insulin schließt die Anwendung dieses harmlosen Tees nicht aus.

Die Sekretion der Langerhans-Inseln geht direkt ins Blut. Die Hindus sagen, dass sich über dem Nabel der Lotus der zehn Blütenblätter befindet. Dieses Chakra befindet sich im Nabelbereich, kontrolliert Leber, Magen, Bauchspeicheldrüse, usw. Die Yogis sagen, dass die Farbe dieses Chakras wie die von Wolken ist, die mit Blitzen, Funken und lebendigem Feuer geladen sind.

Indische Yogis, die es geschafft haben, dieses Nabelchakra zu entwickeln, können im Feuer bleiben, ohne sich zu verbrennen. Die indischen Weisen sagen, dass in diesem Nabelchakra das Tattwa Tejas (Feuer Äther) funkelt.

Die westlichen Biologen halt dies für unmöglich. Die westlichen Weisen sollten nach Indien reisen, um dies zu untersuchen. Viele westliche Skeptiker, die nach Indien reisten, waren erstaunt zu sehen, dass diese Yogis im Feuer bleiben konnten, ohne sich zu verbrennen.

Die indischen Yogis entwickeln dieses Nabelchakra durch Konzentration und Meditation. Sie konzentrieren sich stundenlang auf den Nabel. Wenn westliche Hypnotiseure durch all jene Länder wie Indien, Pakistan, Tatarei, Mongolei, China, Tibet reisen und alle jene östlichen Asketen sehen, die sich geistig auf den Nabel konzentrieren, nehmen sie an, dass es tun, um sich selbst zu hypnotisieren. Die Realität ist anders. Die Realität ist, dass all diese Mystiker sich konzentrieren und stundenlang über das Chakra der Nabel-Region meditieren, um es zu entwickeln.

Die Leber

Die Leber ist die größte Drüse im Körper. Die Leber befindet sich auf der rechten Seite knapp unter dem Zwerchfell. Die Leber hat eine rötlich-braune Farbe. Die Leber wiegt etwa 1,8 kg, ist etwa 23 cm lang, 18 cm breit und an der dicksten Stelle 10 cm hoch.

Die Leber wird von Ärzten als „das Organ der Fünf" bezeichnet. Die Kabbalisten wissen, dass fünf die Zahl von Geburah ist, der Strenge des Gesetzes. Einige Mystiker sagen, dass wir Christus in der Leber gekreuzigt haben. Es besteht kein Zweifel daran, dass die Leber der Sitz der Begierde und der Wünsche ist. Unter diesem Gesichtspunkt können wir sicherlich sagen, dass wir Christus in der Leber gekreuzigt haben.

Die Leber hat fünf bewundernswerte Lappen. Fünf Gruppen von weisen, harmonischen Kanälen, fünf wunderbare Blutgefäße und fünf Grundfunktionen.

Diese Zahl fünf der Leber erinnert uns an das Gesetz, an die Nemesis, die auf all diesen Handlungen, den Töchtern der Begierde und allem Bösen lastet.

In der bronzenen Leber, die in den Ruinen von Piacenza gefunden wurde, wurden die zwölf Tierkreiszeichen eingraviert. Diese laden uns ein, über die Fünf der Leber nachzudenken. Es wird gesagt, dass alte Astrologen vorhergesagt haben, indem sie die Leber untersuchten. Sie sahen sich die Leber an und machten ihre Vorhersage.

Der ganze Tierkreis des mikrokosmischen Menschen hat seine eigenen Gesetze und seine Zeichen sind in der Leber zu finden.

Ein Lappen der Leber enthält die gesamte Struktur der Leber. Ein Lappen der Leber enthält alle Funktionen der Leber.

Wenn der Biologe diese hepatische Drüse untersucht, kann er feststellen, dass ein wunderbarer Lappen der Leber so etwas wie eine Miniaturleber ist.

Das ist bewundernswert! Wer einen Lappen der Leber kennt, kennt praktisch die gesamte Leber. Ein Lappen der Leber ist eine Masse von Zellen, die durch ein wunderbares Bindegewebe vereint sind. Jeder Lappen hat fünf oder sechs schöne und perfekte Seiten, jeder Lappen hat seine eigenen winzigen und schönen Gefäße, seine eigenen sekretierenden Zellen und seine eigenen Kanäle. Eine Gruppe von kleinen hepatischen Läppchen bilden einen ganzen Lappen, fünf Lappen bilden die gesamte Leber. Das ist das Gesetz der Fünf.

Die Leberzellen sekretieren Galle, die so wichtig für die Verdauung von Fetten ist. Die Leber produziert Glukose, die so notwendig für die Gewebe ist. Diese Arbeit der Umwandlung von Zucker in Glukose ist ein bewundernswertes Werk der Alchemie.

Es gibt eine bestimmte innere Sekretion der Leber, die die alchemistische Umwandlung von Glukose in Glykogen und von Glykogen in Zucker steuert.

Die Leber kontrolliert die Kalorien des Körpers. Die Leber produziert in ihrem alchemistischen Labor die Substanz namens Antithrombin. Antithrombin ist eine unverzichtbare Substanz für die Blutgerinnung.

Alle diese fünf Funktionen der Leber sind für das Leben des Organismus grundlegend. Die Leber ist dafür zuständig, in ihrem alchemistischen Laboratorium alle alten und abgenutzten Zellen einzuäschern und sie zu Rückständen umzuwandeln, die leicht ausgeschieden werden können.

Die hepatische Arterie versorgt die Leber mit dem Blut, das sie braucht. Das Bindegewebe, das die Leber umgibt, dringt auch ins Innere des Organs vor und teilt es in seine fünf perfekten Abteilungen. Jedes Läppchen der Leber ist wie eine Insel, umgeben von einer Vielzahl von Blutgefäßen.

Die Pfortader bringt venöses Blut zur Leber. Diese Vene in der Leber verzweigt sich in eine Vielzahl von Gefäßen. Jedes Läppchen der Leber hat seine eigene Vene. Jede Zelle der Läppchen der Leber befindet sich in einem Netz von kleinen Blutgefäßen.

Es gibt auch intralobuläre Venen. Jede Zelle eines Leberlappens erhält venöses Blut aus dem Magen, der Milz, der Bauchspeicheldrüse und dem Darm über die berühmte Pfortader, die wie ein Fluss reinen Lebens die Nahrung zur Leber trägt. Die isolierten Inseln der Leberzellen erhalten ihre Nahrung aus den intralobulären Venen. Nichts ist leblos in der Leber. Alles erhält Leben. Jede Zelle in der Leber empfängt Nahrung und Leben. Jede Zelle der Leber ist ein wahres alchemistisches Laboratorium, das für die weise Umwandlung der Nahrung in Substanzen zuständig ist, die für alle Zellen des Organismus sehr wertvoll sind. Das gesamte transformierte Blut verlässt die intralobulären Venen und gelangt in ein Gefäß, die sogenannte Zentralvene.

Die zentralen Venen münden alle in den großen reißenden Fluss, der als Hohlvene bekannt ist. Die Leberzellen, die in der Leber wie bewusste und intelligente kleine Arbeiter existieren, müssen viele Substanzen in Galle umwandeln, um die Verdauung zu unterstützen. Die Galle bleibt in der Gallenblase, bis sie benötigt wird. Dann wird sie in den Zwölffingerdarm des Dünndarms entleert.

Die indischen Weisen sehen hellseherisch aus der Leberdrüse eine wunderschöne Lotusblüte hervorkommen. Das Leberchakra.

Die Nebennieren

Adrenalin ist im menschlichen Körper sehr wichtig, es dient zur Aufrechterhaltung des Gefäßtonus der Blutgefäßwände. Die Nebennierenrinde ist eng mit der Entwicklung der Geschlechtsdrüsen verbunden.

Es besteht kein Zweifel über den starken Einfluss der Nebennierenrinde in Bezug auf die Sexualität. Die Nebennierenrinde beeinflusst die Entwicklung der Drüsen und alle Merkmale der Sexualität. Der berühmte Arzt Paracelsus sagte in Bezug auf die Nieren das Folgende:

»Die Natur und Erhöhung der Venus findet sich in den Nieren, in dem Grad und der Vorbestimmung, die dem Planeten oder dem Organ entspricht. Da die Operation, die Venus ausführt, auf die Früchte der Erde gerichtet ist, die gezeugt werden müssen, folgt daraus, dass die Kraft der Nieren sich auf die menschliche Frucht konzentriert [damit meint Paracelsus zweifellos die Sexualorgane], mit der Venus den Körper niemals erschöpfen kann.

Es ist ganz natürlich, dass die Nieren diese Funktion übernehmen, und in der Tat könnte kein anderes Organ diese Aufgabe besser erfüllen. Wenn also die Venus von der großen Wesenheit die Kraft der Empfängnis erhält, so beziehen die Nieren ihre Kraft aus dem Gefühl (sensus) und dem Willen des Menschen.«

Was Paracelsus sagt, kann von Psychoanalytikern überprüft werden. Freuds Psychoanalyse hat eine echte Innovation auf dem Gebiet der Medizin hervorgebracht. Die Ärzte, die die Psychoanalyse nicht akzeptieren wollten, sind rückständig und altmodisch.

Die Yogis sehen zwei Chakren bei den Nieren. Eines bei jeder Niere. Die Weisen aus Indien sagen, dass in diesen beiden Chakren die Keuschheit oder Unzucht des Menschen zu sehen ist. Wir erinnern uns an den Satz aus der Apokalypse des Heiligen Johannes, in dem es heißt:

Ich bin es, der Nieren und Herzen erforscht, und jedem von euch werde ich vergelten nach euren Werken. (Off. 2:23)

Die großen Hellseher sehen zwei Lotusblumen, eine bei jeder Niere. Sie sagen, wenn der Mensch unzüchtig ist, haben diese Blumen eine blutrote Farbe, und wenn er keusch ist, sind diese Blumen weiß. Die Nebennieren befinden sich im oberen Teil der Nieren. Diese Drüsen sehen aus wie kleine, gelbe, breite Pyramiden. Jede Nebenniere hat ihre Rinde und ihr Mark, die sich in ihrer Struktur und Funktion voneinander unterscheiden.

Das Hormon der Nebennierenrinde kontrolliert das Natrium und Kalium im Blut und in den Zellen. Die Psychoanalyse hat gezeigt, dass das Nebennierenmark in den Momenten der Angst, des Schmerzes, der Wut usw. eine größere Menge an Adrenalin absondert, das alle Zellen des menschlichen Organismus auf alle Arten von Notfällen vorbereitet.

Der Hund ist ein Tier, das einen sehr feinen Geruchssinn hat. Wenn jemand Angst vor ihm hat, nimmt er den Geruch von Adrenalin aus den Nebennieren der ängstlichen Person wahr und versucht dann, die Person zu beißen. Der Hund erkennt durch den Geruch, wer Angst vor ihm hat.

Ein Überschuss an Adrenalin stört die Verdauung. Starke Emotionen können Verdauungsstörungen verursachen.

Die Milz

Die Milz ist ein sehr wichtiges Organ im menschlichen Organismus. Wenn die Stunde des Schlafes kommt, verlässt die in ihren Astralkörper gehüllte Seele den physischen Körper und wandert in der Welt der vierten Dimension umher, während im physischen Körper etwas zurückbleibt. Dieses Etwas ist das ätherische Doppel. Dieses Doppel ist das Lingam Sharira der indischen Weisen. Der Arzt Paracelsus nannte diesen ätherischen Doppelgänger, die Mumie.

Es ist ein zweiter Organismus aus ätherischer Materie. Das ist die Mumie. Das ist die vitale Basis, die vitale Grundlage, die der westlichen Medizin absolut unbekannt ist, aber bei den östlichen Ärzten anerkannt ist.

Die Mumie von Paracelsus ist eine thermoelektromagnetische Kondensation. Dieser Vitalkörper ist mit dem Chakra der Milz verbunden. Die Lotusblume der Milz ist auf die Lebensströme der Sonne ausgerichtet, zieht sie an und nimmt sie auf. Dann sehen wir, wie sich die weißen Blutkörperchen in der Milz in rote Blutkörperchen umwandeln.

Die vom Milzchakra angesammelte Lebensenergie gelangt zum Solarplexus und diffundiert dann durch alle Nervenkanäle des großen sympathischen Systems und erfüllt den gesamten Organismus des Menschen mit Leben.

Die Schilddrüse arbeitet bei dieser Arbeit mit ihrem biologischen Jod zusammen und desinfiziert alle Kanäle des großen sympathischen Nervensystems.

Wenn die in ihren Astralkörper gehüllte Seele wieder in den Körper eintritt, dann ist der Körper bereits repariert. Wenn das bewusste Wesen den Körper nicht verlassen würde, dann würde es mit seinen Emotionen und Gedanken die Arbeit der Wiederherstellung des menschlichen Organismus behindern.

Im Laufe des Tages sammelt sich viel organischer Abfall in den Kanälen des großen sympathischen Nervensystems an. Diese Abfälle behindern die Zirkulation des Vital-Fluids, dadurch wird man müde. Durch den Prozess des Schlafes wird der menschliche Organismus erneuert.

Ein Medium in einem tranceähnlichen Zustand kann die Mumie durch die Milz projizieren. Diese Mumie wird dann von irgendwelchen desinkarnierten Wesenheiten benutzt, die in sie eintreten. Sie verdichten sich dann oder materialisieren sich physisch. Dies hat es einigen Menschen, die im Jenseits leben, ermöglicht, sichtbar und spürbar zu werden. Dies ist keine Fantasie, denn von diesen Menschen aus dem Jenseits sind Fotos gemacht worden. Fotografien können nicht lügen. Fakten sind Fakten.

Der angesehene Arzt Luis Zea Uribe, Professor für Medizin an der nationalen Fakultät von Bogota, war Atheist, Materialist und ein hundertprozentiger Ungläubiger. Als der weise Mann diese materialisierten Geister in einem Laboratorium in Neapel sah, berührte und fühlte, änderte er sich radikal und wurde ein hundertprozentiger Spiritualist.

Dort, in Neapel, wurden die mit dem berühmten Medium Eusapia Paladino hergestellten Materialisierungen studiert und in einem wissenschaftlichen Labor untersucht. Da sahen, hörten, fotografierten, experimentierten und glaubten die ungläubigen Wissenschaftler.

Die vitale Grundlage

Wissenschaftler, die die Existenz des Äthers infrage stellen, haben keine wissenschaftliche Grundlage für ihre Theorien. Tatsächlich spielen sie mit Worten, mit Begriffen; sie sagen, dass Äther Radioaktivität oder ein Magnetfeld usw. ist. Dies ändert nichts an der Realität des Äthers.

Am Ende werden ihre Zweifel, Analysen und Änderungen der Begriffe nur dazu dienen, das zu studieren, was Äther genannt wird.Meistens kämpfen wir Menschen nur um Begriffe oder Worte usw., usw., aber am Ende sind Fakten Fakten.

Russische Weisen haben mit ihren mächtigen Teleskopen Welten in einem protoplasmatischen Zustand entdeckt. Diese protoplasmatischen Welten sind aus dem Äther hervorgegangen. Wir können durch einfache logische Schlussfolgerung ätherische Welten akzeptieren. Einigen Wissenschaftlern mag dieser Begriff nicht gefallen. Der Begriff spielt keine Rolle. Das Wichtigste sind die Realitäten.

Jede Welt existiert in einem ätherischen Zustand, bevor sie protoplasmatisch ist. Der große indische Wissenschaftler Rama Prasad sagt: „Alles kommt aus dem Äther, alles kehrt zum Äther zurück."

Wenn das Protoplasma aus dem Äther entspringt, müssen wir akzeptieren, dass der Äther in der vitalen Grundlage von allem, was existiert, ist.

Die orientalischen Mystiker sind der Ansicht, dass der Ätherkörper des Menschen aus vier Arten von Äther besteht. Das gefällt den westlichen Wissenschaftlern nicht. Aber wenn westliche Wissenschaftler den Äther studieren, (egal, wie sie es nennen), dann werden sie durch einfache Analyse und eigene Erfahrung die vier orientalischen Äther akzeptieren müssen.

Der Ätherkörper des Menschen besitzt vier Äther. Chemischer Äther. Lebensäther. Lichtäther. Wärmeäther. Jeder dieser vier Äther hat seine Funktionen in enger Verbindung mit der gesamten organischen Ordnung.

Der chemische Äther ist mit allen Prozessen der organischen Assimilation und Elimination verbunden. Der Lebensäther steht in Zusammenhang mit den Fortpflanzungsprozessen der Rasse. Der Lichtäther ist mit allen Vorgängen der Sinneswahrnehmung verbunden. Der Wärmeäther ist eng mit den Fähigkeiten des Gedächtnisses, der Vorstellungskraft, des Willens usw. verbunden.

Der Vitalkörper steuert das gesamte vasomotorische Nervensystem, er ist der Sitz des Lebens. Jedes ätherische Atom dringt in jedes physische Atom ein und bringt es zum Schwingen. Wenn wir den Vitalkörper einer Person dauerhaft entfernen, stirbt diese Person unweigerlich. Es ist der Gipfel der Absurdität, auch nur einen Moment lang anzunehmen, dass ein chemisch-physikalischer Organismus ohne den Vitalkörper leben könnte. Selbst die russischen materialistischen Atheisten beginnen, nachdem sie die Materie eingehend studiert haben, sehr vorsichtig zu werden, wenn es darum geht, Konzepte über die vitale Grundlage der lebenden Materie zu äußern. Der Wissenschaftler, der den menschlichen Organismus erforscht, nähert sich unweigerlich dem Ätherleib.Dorthin wird er unweigerlich gelangen, und bald wird er ihn mithilfe von Ektoplasma kondensieren, um ihn im Labor zu studieren.

Alle Funktionen unseres Organismus, alles, was mit Kalorien, Fortpflanzung, Verbrennung, dem Stoffwechsel usw., usw. zu tun hat, hat ihre Basis in der vitalen Grundlage.

Wenn der Vitalkörper geschwächt ist, wird der physische Körper krank.

Tattwas und Hormone

Äther existiert im feurigen Zustand. (Tejas).

Äther existiert im gasförmigen oder flüssigen Zustand, dem Prinzip der Luft. (Vayu).

Äther existiert im wässrigen Zustand, dem Prinzip des Wassers. (Apas).

Äther existiert im steinartigen Zustand als mineralisches Prinzip. (Pritvi)

Dies sind die Tattwas der Hindus. Wenn diese Tattwas kristallisieren oder kondensieren, dann haben wir die physikalischen Elemente, Feuer, Luft, Wasser und Erde.

Unser ätherischer Körper besteht aus Tattwas. Tattwas und Chakras sind eng miteinander verbunden. Die Tattwas dringen in die Chakras ein und gelangen dann in die inneren Sekretionsdrüsen. In den Drüsen stärken die Tattwas die Arbeit dieser winzigen endokrinen Laboratorien, indem sie sich in Hormone umwandeln.

Die Tattwas treten in den Körper ein, verlassen ihn aber nicht wieder.

Die Tattwas werden auch in Gene und Chromosomen umgewandelt, die später in Spermien umgewandelt werden.

Alles kommt aus dem Äther, alles kehrt in den Äther zurück.

Äther ist die Kondensation einer Substanz namens Akasha. Diese Substanz ist die erste Ausströmung der Wurzel Mulaprakriti oder die neutrale und undifferenzierte Urmaterie, die bei den Alchemisten als *Ens Seminis* bekannt ist. (Das Wesen des Samens).

Akasha ist die feurige Strahlung der Urmaterie. Akasha ist im Sperma enthalten. Die Alchemisten sagen, dass das Wasser der Lebensraum des Feuers ist. Akasha ist die Kundalini der Hindus.

Die Urmaterie wird durch die Wasser aller religiösen Schöpfungsgeschichten repräsentiert. Das Protoplasma eines jeden Nebels war zuerst ätherisch. Wenn wir weiter gehen, müssen wir akzeptieren, dass hinter jeder Wirkung eine Ursache steht. Der Äther selbst muss eine Ursache haben. Wir haben von den indischen Yogis gelernt, dass jenseits des Äthers das Akasha ist. Die östlichen Weisen sagen, dass das Akasha ein Meer aus Feuer ist. Dieses super-astrale Feuer ist im *Ens Seminis* enthalten (dem Mulaprakriti der Weisen Indiens).

Das *Ens Seminis* sind die Keimatome aller bekannten Materie. Akasha ist der Urklang. Akasha ist super-astrales Feuer. Der Klang kondensiert durch Akasha. Die Schlange Kundalini ist Feuer und ist Klang. Niemand könnte das Wort inkarnieren, ohne die heilige Schlange zu erheben. Ohne Akasha ist es unmöglich, den Klang zu konkretisieren und zu kristallisieren.

Das Prana Vayu sind Klangwellen aus dem Akasha. Diese Schallwellen kondensieren in den Tattwas des Äthers. Die Tattwas kristallisieren in den vier Elementen der Natur: Feuer, Luft, Wasser und Erde.

Zusammenfassend lässt sich sagen, dass die physikalisch-chemische Welt eine Materialisierung des Klangs ist. Die physikalisch-chemische Welt ist kondensierter Klang. Wir akzeptieren keinen anthropomorphen und dogmatischen Gott, aber wissenschaftlich gesehen akzeptieren wir den Klang als *causa causorum* des Universums.

Auch für die präkosmischen Klänge muss es eine Ursache geben. Die großen orientalischen Weisen sprechen über den solaren Logos. Dr. Krumm-Heller sagte, dass der Logos klingt. Der Logos ist in der Tat eine vielfältige vollkommene Einheit. Der Logos ist das Heer des Wortes. Der Logos ist das Wort.

„Im Anfang war das Wort, und das Wort war bei Gott, und das Wort war Gott. Dieses war im Anfang bei Gott. Alles ist durch das Wort geworden und ohne es wurde nichts, was geworden ist.

In ihm war Leben und das Leben war das Licht der Menschen. Und das Licht leuchtet in der Finsternis und die Finsternis hat es nicht erfasst." (Johannes 1:1-5)

Der Logos ist kein Individuum. Der Logos ist ein Heer von unaussprechlichen Wesen.

Die Prostata

Diese wichtige Drüse ist sehr klein. Die Prostata ist beim Mann und allen männlichen Säugetierarten vorhanden.

Wenn man genau hinschaut, sieht man, dass sich diese wunderbare Drüse genau am Anfang der Harnröhre befindet.

Die offizielle Wissenschaft versteht noch nicht alle Vorgänge der Prostata vollständig.

Die Prostata sondert eine weißliche, zähflüssige Flüssigkeit ab.

Die Weisen der Medizin wissen, dass die Harnröhre bei der Frau nur etwa 35 Millimeter lang ist und dass sie sehr dehnbar ist.

Es wurde festgestellt, dass sie beim Mann zwischen 20 und 27 Zentimeter lang ist.

Die Arzt-Magier Griechenlands, Ägyptens, Samothrakes, Trojas, Indiens, usw. usw. haben der Prostata immer eine große Bedeutung beigemessen. Swami Sivananda, der große indische Yogi-Arzt, sagt, dass der Lotus der Prostata sechs Blütenblätter hat.

Im Übersinnlichen der Natur, in der vierten Dimension, leben viele Wesen im Astralkörper. Die asiatischen Weisen sagen, dass dieses Prostata-Chakra ihnen Bewusstsein über all diese Wesen gibt. Die großen indischen Weisen konzentrieren sich täglich auf das Prostata-Chakra. Stellt euch vor, dass sich dieses Chakra sich wie ein magnetisches Rad von links nach rechts dreht. Vokalisiert den Buchstaben „M“ mit geschlossenen Lippen, als würdet ihr das Muhen eines Stiers imitieren, aber ohne die Stimme zu erheben ... Dies ist ein schwingender, lang anhaltender Klang. Diese Übung erweckt das Prostata-Chakra, wenn sie täglich und über viele Jahre praktiziert wird.

Wenn das Prostata-Chakra aktiviert wird, verleiht es uns die Kraft, den physischen Körper zu verlassen, und zwar im Astralkörper. Dann können wir uns in diesem Astralkörper unabhängig von der physischen Materie bewegen. Im Astralkörper kann sich der Mensch zu anderen Planeten begeben. Im Astralkörper kann der Mensch selbst die großen Geheimnisse des Lebens und des Todes erforschen. Das Prostata-Chakra verleiht uns die Macht der Verdopplung der Persönlichkeit. Der Peyote*) ist ein mexikanischer Kaktus, der die Verdopplung der menschlichen Persönlichkeit ermöglicht. Mit dem Peyote kann jeder Mensch bewusst in den Astralkörper gehen.

Dieser Kaktus hat keine Stacheln, er hat rosa oder hellrosa Blüten und blassrosa Früchte. Die alten aztekischen Mexikaner verehrten Peyote als heilige Pflanze. Die Epidermis dieses Kaktus ist sehr glatt und hat 5 bis 12 Rippen, die durch schöne haarfeine Linien voneinander getrennt sind.

Der botanische Name von Peyote ist *Anhalonium williamsii*. Der Peyote, der zur Verdopplung der menschlichen Persönlichkeit dient, ist weder in der mexikanischen Hauptstadt noch im gesamten Bundesstaat Mexiko zu finden. Wer den legitimen Peyote finden will, muss ihn in Chihuahua bei den Taumara-Indianern oder in San Luis Potosi suchen. Das heißt, im Norden Mexikos. Die Pflanze muss gekaut werden. Die Pflanze muss reif und sehr frisch sein, wenn sie trocken ist, ist sie nicht mehr brauchbar. In dem Moment, in dem der Kaktus gekaut wird, muss der Schüler auf sein eigenes Inneres konzentriert sein. Das heißt, auf sein eigenes inneres Sein. In diesen Momenten muss eine

---

*) Der Leser sollte wissen, dass Peyote, im Gegensatz zu halluzinogenen Pilzen, keine Wahnvorstellungen oder psychische Störungen hervorruft. Außerdem ist das Elementarwesen des Peyote sehr eifersüchtig und wird keine Wirkung metaphysischer Natur im Praktizierenden hervorrufen, wenn der Übende, nach Meinung des Elementarwesens, nicht einen gewissen Grad an Ethik und korrekter sexueller Keuschheit besitzt.

mystische Haltung eingenommen werden. Erinnern wir uns daran, dass unser inneres Sein Gott selbst ist. In diesen Momenten des Kauens des Peyote sollten wir konzentriert auf den inneren Gott einschlafen. Das Ergebnis wird die Verdopplung sein. Dann werden wir in den Astralkörper gehen. So können wir die Dinge des Übersinnlichen der Natur sehen, hören und berühren. Die Erlebnisse mit Peyote sind keine Halluzinationen, wie die Unwissenden glauben. Der Intellektuelle akzeptiert diese Konzepte niemals ohne wissenschaftliche Grundlage. Der Intellektuelle weiß, dass es eine vierte Dimension gibt. Jeder gebildete Mensch weiß das.

Die Wissenschaft hat gezeigt, dass die Wahrnehmung unserer fünf Sinne sehr begrenzt ist. Unterhalb von Rot liegt der gesamte Bereich des Infraroten, oberhalb von Violett der gesamte Bereich des Ultravioletten. Dies ist der Wissenschaft nicht unbekannt.

Ein Elastizitätsverlust der Linse verhindert, dass das Bild auf der Netzhaut entsteht. Dies wird als verminderte Fokus-Funktion der Augen bezeichnet. Niemand nimmt das Objekt selbst wirklich wahr, sondern nur das Bild des Objekts; Presbyopie verhindert, dass wir das Bild eines nahen Objekts scharf sehen, Myopie verhindert, dass wir das Bild eines entfernten Objekts scharf sehen. Daneben gibt es auch die Farbenblindheit. Eine Entzündung der Netzhaut verursacht Farbenblindheit, Farbfehlsichtigkeit.

Letztendlich nimmt das menschliche Auge nur wahrnehmbare Bilder wahr, das wäre alles. Es gibt auch übersinnliche Bilder, und Sinne, die darauf konditioniert sind, diese Bilder zu empfangen. Mit dem Peyote werden diese Sinne aktiviert und wir nehmen die Bilder des Übersinnlichen wahr. Wenn diese Bilder des Übersinnlichen Halluzinationen wären, wie unwissende Menschen behaupten, dann wären auch die wahrnehmbaren Bilder, die in der Netzhaut entstehen, Halluzinationen. Wir müssen den Materialismus des 18. Jahrhunderts überwinden. Wir müssen analytischer sein, weniger dogmatisch, mehr didaktisch.

Materie ist kondensierte Energie. Energie kondensiert zu verschiedenen Zuständen. Es gibt Dinge, deren energetische Schwingung so schnell ist, dass sie sich der Wahrnehmung unserer fünf Sinne entziehen. Es gibt Dinge, deren Schwingungsgrad so langsam ist, dass sie unterhalb der Grenzen unserer Sinneswahrnehmung liegen.

Oberhalb und unterhalb der Grenzen der äußeren Sinneswahrnehmung gibt es physikalische Massen, die der Mensch normalerweise nicht wahrnehmen kann. Nur mit den Mächten unseres Astralkörpers können wir andere Dimensionen des Universums und des Lebens wahrnehmen.

Der Peyote hat die Macht, diese wunderbaren Fähigkeiten, die uns erlauben, in der vierten Dimension der Natur zu forschen, zu aktivieren, auch wenn es nur vorübergehend ist.

Viele sagen, sie glauben nicht daran. Hier geht es nicht darum, zu glauben oder nicht zu glauben, bei diesen Fragen der Wissenschaft ist logische Analyse, wissenschaftliche Forschung frei von Fanatismus und Vorurteilen gefragt. Die Erfahrung.

Alle Geheimnisse des menschlichen Wesens müssen eingehend erforscht werden. Wir dürfen uns nicht hinter einem starren wissenschaftlichen Dogmatismus verschanzen. Wir müssen in unserer Analyse toleranter sein. Der Materialismus ist bereits in der Sowjetunion gescheitert, was durch die Tatsache bewiesen wird, dass es in Russland fünfzehn Millionen Mohammedaner gibt.

Die Wahrnehmungen des Übersinnlichen sind so natürlich wie die Wahrnehmungen der fünf gewöhnlichen Sinne. Dies sind keine halluzinatorischen Wahnvorstellungen, wie die Unwissenden glauben. Es geht weder um krampfhafte und pathologische Suggestionen noch um unwissende, beeinflussbare Fanatiker. Wir brauchen mehr Studium und weniger Stolz. Wahrnehmungen des Übersinnlichen existieren und müssen untersucht werden.

Die Eingeborenen, die in der Republik Haiti Voodoo praktizieren, kann man für ihre schwarzmagischen Praktiken und für ihren Mangel an intellektueller Bildung kritisieren, aber wir haben wirklich keinerlei wissenschaftliche Grundlage, um ihre hypersensiblen Wahrnehmungen mit irgendeiner Logik zu beurteilen.

Wir leugnen nicht, dass es bei vielen Menschen mit übersinnlichen Kräften von Konvulsionen begleitete psychische Paroxysmen gibt. Wahrsagerei in all ihren Erscheinungsformen, usw., usw.

Die pythischen Krisen, die sogenannte Loa-Krise der Haitianer, die ekstatisch-konvulsive Krise, bei der es zu übersinnlichen Wahrnehmungen kommt, sind der Medizin und der Psychiatrie völlig unbekannt.

Wenn wir unseren intellektuellen Stolz beiseitelegen, kommen wir zu dem Schluss, dass wir zwar wahrnehmbare Phänomene, objektive physikalische Zustände des menschlichen Organismus analysieren können, aber die offizielle Wissenschaft immer noch nicht die wissenschaftliche Autorität hat, um die Wahrnehmungen des Übersinnliches zu beurteilen.

Der Fanatismus ist sicherlich der schlimmste Feind der Vernunft und Logik. Auch studierte Menschen verfallen in Fanatismus.

Wenn studierte Menschen über Hellseher und über ekstatisch-konvulsive Krisen lachen, wenn wir glauben, dass alle Visionen, die während dieser Krisen gesehen werden, Halluzinationen, Wahnsinn usw. sind, fallen wir aus reinem Stolz in den Zustand des Fanatismus und der Unwissenheit. Dieser Zustand wird durch die Theorien, die wir lesen und durch die intellektuellen Prinzipien, mit denen wir unseren Intellekt formen, beeinflusst.

Wenn wir glauben, dass andere unwissend sind, können sie uns ebenfalls als unwissend einstufen, auch wenn wir uns für gebildet halten.

Wir sind nicht die Herren des Wissens. Die konvulsive und pathologische Suggestion kann den Intellektuellen in einen unerträglichen Fanatiker verwandeln.

Das schwarze Volk von Haiti nimmt während des Voodoo durch Hellsichtigkeit ungeheuerliche Realitäten des Übersinnliches der Natur wahr. Um etwas zu erörtern, muss man es kennen. Die Meinung eines Kritikers ist wertlos, wenn er keine Sachkenntnis über das Thema hat.

Ein studierter Mensch hat nie Voodoo praktiziert, er kennt es nicht. Daher hat er keine Sachkenntnis über das Thema.

Der studierte Mensch sieht die Leute in ihren pythischen Krisen, aber er hat keine Ahnung von dem, was sie in ihren Trancezuständen sehen, weil der studierte Mensch nicht durch diese berühmten pythischen Krisen gegangen ist. Das Einzige, was er in diesem Fall tun kann, ist, unbegründete Meinungen zu verbreiten, weil er keine Sachkenntnis hat.

Das Prostata-Chakra verleiht jedem Menschen die Fähigkeit, sich bewusst und positiv in den Astralkörper zu begeben. Das Wichtigste ist, dieses Chakra zu entwickeln.

Wir wiederholen, es geht hier nicht darum, zu glauben oder nicht zu glauben, wichtig ist es, zu studieren, zu analysieren, zu erfahren.

Wenn der intellektuelle Mensch sagt, „ich glaube nicht daran", zeigt er, dass er abergläubisch ist. Der gelehrte, fleißige und analytische Mensch sagt: „Ich werde studieren, ich werde Erfahrungen sammeln, ich werde analysieren."

Die Hoden und Eierstöcke

Die inneren Sekrete der Hoden und der Eierstöcke sind ausschlaggebend für das Leben des Menschen auf der Erde. Die grundlegenden Unterschiede zwischen Männern und Frauen sind auf die Sekretion der Hoden und der Eierstöcke zurückzuführen.

Für die Fortpflanzung der menschlichen Spezies werden nur ein Spermium und ein Ei benötigt; das ist alles. Es ist wissenschaftlich nicht nachvollziehbar, warum der Mensch es genießt, sieben Millionen Spermien zu verschütten, wenn er eigentlich nur eines braucht. Das Ei ist groß und rund, hat einen eigenen Zellkern mit einem gelartigen Protoplasma, das wie ein Dotter aussieht.

Das Spermatozoid ist anders, das Spermatozoon ist lang und dünn, hat einen ovalen, spitz zulaufenden Körper, in dem sich der eigentliche Zellkern befindet. Spermatozoen haben einen langen Schwanz wie Fische.

Die Bewegung der weiblichen Eizelle im Wasser des Lebens ist langsam, sie wartet geduldig darauf, dass das Spermatozoon des Mannes sie sucht. Das Spermatozoon des Mannes, das sich mit seinem Fischschwanz durch die Gewässer des sexuellen Chaos bewegt, schwimmt weit auf der Suche nach dem Ei, das auf es wartet.

Die Biologen wissen nicht mit aller wissenschaftlichen Genauigkeit, was das *causa causorum* ist, das das Spermatozoid mit der Eizelle vereinigt. Das ist ein Rätsel für die Wissenschaft. Wie bei allem werden Hypothesen aufgestellt, mehr oder weniger wissenschaftliche Meinungen; man glaubt, dass das Protoplasma der Eizelle eine große chemische Anziehungskraft auf das des Spermas ausübt, usw., usw. Dies sind alles Hypothesen, aber nicht mehr als das: Hypothesen! Selbst wenn diese Hypothese wahr wäre, würde es das Rätsel nicht lösen.

Wir könnten logischerweise nicht billigen, dass ein chemischer Vorgang ohne ein bewusst leitendes Prinzip stattfindet. Vom Protoplasma des Eis gehen wir weiter zur Energetik des Eies. Die Logik lädt uns ein, Energie als magnetisches Anziehungsfeld für das Ei zu akzeptieren.

Die Logik lädt uns ein, die Elektrizität als eine dynamische Kraft zu akzeptieren, die das Spermatozoid zum Ei führt. In letzter Synthese ist das Atom ein Exponent von Energien. Die elektromagnetischen Kräfte jedes Protoplasmas sind eine enorme Realität. Alles strahlt. Wir akzeptieren die Mechanik der Phänomene, aber wir brauchen eine noumenale Erklärung der Gesetze, die diese Mechanik regeln.

In der Tat erweist sich das kosmische Bewusstsein als die primäre Intelligenz, die die Vereinigung des Spermatozoons mit der Eizelle bewirkt. Wir könnten ein intelligentes Phänomen ohne eine intelligente Ursache nicht akzeptieren. Fakten sind Fakten und wir müssen uns den Fakten beugen.

Die Gnostiker sprechen vom Dritten Logos. Die Wissenschaft muss wissen, dass der Dritte Logos diese primäre Intelligenz ist. Der Dritte Logos ist kein Individuum. Der Dritte Logos der Gnostiker ist die primäre Intelligenz der Natur.

Die schöpferische Energie des Dritten Logos ist die primäre Intelligenz der Natur, die das Spermatozoon mit der Eizelle vereinigt. Die kreative Energie des Dritten Logos polarisiert sich in positiv und negativ.

Das Spermatozoon ist der Exponent der positiven Kräfte des Dritten Logos. Die Eizelle ist der Exponent der negativen Kräfte des Dritten Logos. Beide Pole der Energie vereinen sich, um zu erschaffen. Gesetz ist Gesetz.

Wenn das Spermatozoid in das Ei eindringt, durchläuft es die Enthauptung von Johannes dem Täufer.

Die Ähnlichkeit der Tiere im Embryonalstadium, einschließlich des Menschen, wird von den darwinistischen Materialisten als Beweis dafür angeführt, dass höhere und komplexere Wesen durch Evolution und Umwandlung von Arten, aus niedrigeren und einfacheren Wesen entstanden sind.

Wir Gnostiker sind der Meinung, dass die Ähnlichkeiten der Tiere, einschließlich des Menschen im Embryonalstadium, zwei Dinge zur Genüge demonstrieren: die Einheit des Lebens und einen ursprünglichen Samen.

Im Chaos schläft der Keim von allem was existiert als ursprünglicher Samen in den Samen-Atomen des großen universalen Lebens.

Die schöpferische Energie des Dritten Logos macht die Wasser des Lebens (den universalen Samen) fruchtbar und daraufhin sprießen die Keime aller Existenz.

Jede Spezies hat einen universalen Prototyp im ursprünglichen Chaos. Im berühmten Blastoderm gibt es drei vollkommen unterschiedliche Zellschichten. Die erste ist die Interne, die zweite ist die Mittlere, die dritte die Externe.

Das Spermatozoid verbindet sich mit dem Ei, vermehrt sich durch Zellteilung und bildet jene Zellgemeinschaft, die Blastoderm genannt wird.

Der gallertartige Zustand der Samenzelle und des Eies zeigt, dass das Leben am Anfang des Universums feinstofflich, flüssig, gallertartig und später grobstofflich, fest war.

Wir erinnern uns an die große Schildkröte, die von den Maya-Indianern verehrt wurde. Erst ist sie subtil, gallertartig und dann erscheint ihre harte Schale voller Konstellationen und Welten. Wie oben, so unten ... Glücklicherweise haben russische Wissenschaftler bereits Welten in einem protoplasmatischen Zustand entdeckt.

Das Spermatozoid und die Eizelle müssen einen Prozess der Evolution und Entwicklung durchlaufen, bevor sie ein neues

Vehikel für die menschliche Seele werden können. Die inneren Ursachen der Reifung der Eizellen-Spermien sind der Biologie weitgehend unbekannt.

Die inneren Ursachen der Reifung eines Universums im protoplasmatischen Zustand sind der Astronomie und Astrophysik ein Rätsel. Es ist sehr interessant, dass die Wissenschaftler das Rätsel der Chromosomen gelöst haben. Warum hat die Eizelle nur 48 Chromosomen?

Warum hat das Spermatozoid auch 48 Chromosomen? Rätsel! Rätsel! Rätsel!

Aus welchem inneren Grund verlieren das Spermatozoon und die Eizelle während der Reifung genau die gleiche mathematische Menge von jeweils 24 Chromosomen? Wer ist der, der sich die Mühe macht, so perfekt zu rechnen?

Warum haben das Spermatozoid und die Eizelle, wenn sie sich verbinden, nach der Reifung die gleiche ursprüngliche Anzahl von 48 Chromosomen?

Hier gibt es zwei mathematische Operationen: Subtraktion und Addition. Die grundlegende Menge ist 48. Könnten mathematische Operationen ohne eine mathematische Intelligenz existieren? Damit wird durch einfache logische Induktion die Realität der primären Intelligenz der Natur bewiesen, die wir Gnostiker den Dritten Logos nennen.

Nachdem die Eizelle von dem Spermatozoid befruchtet worden ist, wird sie neun Monate lang in der Gebärmutter ausgetragen. Die Zelle des Eis und des Spermatozoids hat zwei Kerne, den des Spermiums und den der Eizelle. Diese beiden Kerne vereinen sich weise. Das Protoplasma der beiden Kerne vermischt sich. Innerhalb der Ei-Samen-Zelle existiert sich ein Anziehungsbereich. Der große Anziehungsbereich ist ebenfalls bipolarisiert, da er der primären Intelligenz gehorcht. Jede der beiden Polaritäten dieses Anziehungsbereichs zieht den Kern an und dehnt ihn aus, wodurch er von einer Kugel zu einer Spindel wird. Im Zentrum der nuklearen Spindel werden Chromosomen und Gene durcheinander gewürfelt. Die Gene befinden sich innerhalb der Chromosomen. In den Genen steckt das Erbe des Vaters und der Mutter.

Allerdings ist nicht alles, was der Mensch bekommt, erblich. Aus tugendhaften Familien sind schreckliche Mörder geboren worden, aus mittelmäßigen Familien große Genies.

Wenn ein Hellseher das bereits reife Spermatozoid untersucht, die sich auf das Ei zubewegt, kann er ein sehr wichtiges Atom an der Spitze des Spermatozoons sehen. Das Keimatom. Dieses Atom ist ein Trio aus Materie, Energie und Bewusstsein. Aus diesem Atom kommt ein sehr feiner Faden, der mit einer bestimmten Summe von energetischen Werten der Natur verbunden ist. Diese Werte sind das Sein, die Seele.

Wir sind Punkte im Raum, die sich bereit erklären, als Vehikel für bestimmte Summen von Werten der Natur zu dienen. Daher ist der Tod nur eine Subtraktion von Bruchzahlen. Nach der Subtraktion bleiben die *Werte* übrig.

Die Werte der Natur sind elektromagnetisch. Die Werte ersetzen den bereits toten physischen Körper, durch neue biologische Prozesse, deren Schritte von der Biologie sorgfältig verfolgt werden. Dies ist das Gesetz der Reinkarnation. Gesetz ist Gesetz. Das Gesetz wird erfüllt.

In den physikalischen Atomen des Sperma-Eis befindet sich Energie. Diese Energie ist geordnet. Diese energetische Ordnung ist die Mumie. In jedem Atom der Mumie befinden sich die Atome des Astralkörpers. Im Astralkörper befinden sich die Werte des Bewusstseins der Natur. (Wir kennen den siebenfachen Aufbau der Theosophie, aber wir vereinfachen das).

Wir stellen kein Dogma auf. Wir analysieren und die Wissenschaft war bereits in der Lage, den Astralkörper in einigen Labors zu materialisieren. Fakten sind Fakten und wir müssen uns den Fakten beugen.

Die Tugenden und Fehler eines jeden Menschen hängen von der Qualität der Werte ab, die in ihm reinkarnieren. In der Zeit der maurischen Herrschaft in Spanien gab es einen maurischen heiligen Mann, der den Koran studierte. Dieser heilige Mann war während der maurischen Besatzung in Spanien. Er las den Koran und studierte die Bibel. Das Ergebnis war, dass dieses Wissen für ihn unverdaulich wurde und er mit Skepsis erfüllt wurde.

Dieser Mann starb voller Zweifel. Die Werte dieses Mannes wurden in einem Mann namens Voltaire reinkarniert. Jeder Mensch kann Hellsichtigkeit entwickeln und die Werte des Bewusstseins sehen, die durch Zeit und Raum evolutionieren.

Der große amerikanische Physiologe Brown Sequard, der von Dr. Krumm-Heller zitiert wird, erfand ein Heilsystem, das von vielen als unmoralisch bezeichnet wurde. Das von Krumm-Heller erwähnte System besteht darin, den Sexualapparat zu erregen, ohne das Sperma zu verschütten. In diesem Fall wird der Samen zerebralisiert, und das Gehirn wird besamt, so dass der Samen im Organismus assimiliert wird und das Nervensystem vollständig genährt und gestärkt wird. Dieses System wäre kein Hindernis für die Fortpflanzung der Art. Ein Spermatozoid kann leicht aus dem Organismus entweichen, ohne dass die sieben Millionen Spermatozoen, die bei einer Ejakulation verloren gehen, verschüttet werden müssen.

Das System von Brawn Sequard ist in Italien als Karezza bekannt. Dies ist das Arkanum A.Z.F.

Dr. Krumm-Heller sagt, dass man mit diesem System Impotenz heilen kann.

Auf der Seite 174 seines Rosenkreuzer-Romans sagt Dr. Krumm-Heller Folgendes:

»Die Studien der Rosenkreuzer lehren uns, dass der Samen die Astralflüssigkeit des Menschen ist, er ist Leben, er enthält Kraft, aber eine Kraft, die so unermesslich ist, dass man alles erreichen kann, wenn man weiß, wie man mit ihr umgehen soll. Deshalb ist es so wichtig, die Rosenkreuzer-Geheimnisse zu kennen, denn damit hat man eine mächtige Waffe gegen die Widrigkeiten des Schicksals.«

Auf Seite 172 des Rosenkreuzer-Romans sagt Dr. Krumm-Heller Folgendes:

»Der Rosenkreuzer Magier empfindet die gleiche nervöse Erregung bei dem Vorgang, wie jedes andere Wesen voller Lust. Wenn die Männer wüssten, was sie in diesem Moment der Erregung tun könnten, würden sie sicher alles tun, außer der Frau zu folgen.«

Die weisen Azteken des alten Mexiko wussten sehr gut, was in diesem Moment der Erregung zu tun war. In den gepflasterten Höfen der aztekischen Tempel waren die Männer und Frauen nackt, liebten sich und vereinten sich sexuell über Monate hinweg.

Diese Paare wussten, wie sie sich vor dem Spasmus zurückziehen konnten, um eine Ejakulation des Spermas zu vermeiden. Diese Paare erlaubten nicht, dass das wunderbare Sperma aus ihrem Organismus entwich. Dies ist die berühmte italienische Karezza, das System des großen amerikanischen Physiologen Brown Sequard. Mit diesem System erreicht man die Erweckung von Kundalini. Sicherlich werden die Ärzte nicht in der Lage sein, Kundalini mit dem Skalpell zu finden, aber wenn sie die Übungen der Gnostiker-Rosenkreuzer praktizieren, dann werden sie hellsichtig werden.

Jeder hellsichtige Arzt kann Kundalini sehen.

Kundalini ist die Quetzalcoatl-Schlange der Azteken, das Feuer des Heiligen Geistes, die feurige Schlange unserer magischen Kräfte.

Hellsichtige Yogis sehen eine Lotusblume mit vier wundervollen Blütenblättern, die sich genau zwischen den Sexualorganen und dem Anus befindet.

Das ist die Kirche von Ephesus des Chakras Muladhara. Innerhalb dieses Chakras befindet sich Kundalini.

Sie hat die Form der heiligen Schlange, es ist ein solares, spirituelles Feuer, das nur mit Hellsichtigkeit gesehen werden kann, es kann nicht mit dem Skalpell gefunden werden, weil es nicht materiell ist.

Kundalini ist konzentriertes Akasha. Das Akasha ist die Grundlage des Äthers und das Agens des Klanges. Nur wer es schafft, die Akasha-Schlange durch den *canalis centralis* der Wirbelsäule zu erheben, kann das Wort inkarnieren.

Kundalini erwacht, entfaltet und entwickelt sich innerhalb der Aura des solaren Logos.

Das Chakra der Sexualorgane ist der Sitz des Tatwas Pritvi (der erdige Äther). Wer das Tattwa Pritvi beherrscht, kann Erdbeben kontrollieren.

Im Rückenmarkkanal gibt es sieben magnetische Zentren. Diese sieben Zentren des Rückenmarks sind mit den sieben wichtigen Plexus des großen sympathischen Nervensystems verbunden. In diesen sieben Zentren befinden sich alle tattwischen Mächte.

Das feurige Akasha öffnet diese sieben tattwischen Zentren des Rückenmarks. Dann werden wir zu Meistern der Tattwas.

Das erste magnetische Zentrum des Rückenmarks ist der Sitz des Tattwas Pritvi, der Macht der Sexualität.

Das zweite Zentrum entspricht dem Prostata-Chakra, die Kirche des Tattwas Apas (Wasser), flüssiger Äther.

Das dritte Zentrum befindet sich auf Höhe des Nabels und steht in Zusammenhang mit dem Solarplexus. Es ist die Kirche des Tattwas Tejas (feuriger Äther), universales Feuer.

Das vierte Zentrum des Rückenmarks entspricht dem Chakra des Herzens. Das ist der heilige Sitz des Tattwas Vayu (luftiger Äther).

Dies sind die vier unteren tattwischen Zentren des menschlichen Tempels. Der Turm des Tempels ist der Hals und der Kopf. Im Turm befinden sich die drei oberen tattwischen Zentren.

Das fünfte Zentrum ist das des Kehlkopfs. Das ist die Kirche des Wortes.Ohne Akasha gäbe es keinen Klang. Kundalini erschafft durch das Wort.

Das sechste magnetische Zentrum ist mit dem Stirnchakra verbunden. Das ist das Zentrum der Hellsichtigkeit. Kundalini öffnet dieses Zentrum, und der Mensch wird hellsichtig, dann kann er das Übersinnliche sehen.

Das siebte tattwische Zentrum ist das Chakra der tausend Blütenblätter, das sich bei der Zirbeldrüse befindet.

Wenn Kundalini dieses Chakra öffnet, empfangen wir Vielsichtigkeit, Allwissenheit usw. usw. Mit dem System von Brown Sequard erhalten wir all diese Mächte, unter der Bedingung, dass wir den Samen nie in unserem Leben ejakulieren. Das System von Brown Sequard ist das Arkanum A.Z.F.

Der weise nordamerikanische Kabbalist Manly P. Hall, der von Doktor Francisco A. Propato zitiert wird, sagt in seinem Buch über okkulte Anatomie Folgendes: »Diejenigen, die nicht in der Lage sind, das Feuer des Rückenmarks durch den Sushumna Kanal zu erheben, werden in ein seitliches Reich geworfen, ähnlich dem der heutigen Affen.« (Der Sushumna Kanal verläuft entlang und im Rückenmarkkanal).

Das Arkanum A. Z. F. sollte nur zwischen Ehemann und Ehefrau in rechtmäßigen Ehen praktiziert werden. Diejenigen, die das Arkanum A. Z. F. mit anderen Frauen praktizieren, begehen das schwere Verbrechen des Ehebruchs.

Kein Ehebrecher wird jemals Kundalini erwecken und die tattwischen Mächte erreichen. (Dies gilt auch für Frauen. Keine ehebrecherische Frau wird jemals Kundalini erwecken und die tattwischen Mächte erreichen). Der gnostische Eingeweihte, der Ehebruch begeht, verliert seine Fähigkeiten.

Gott ist der Innerste. Gott ist das innere Sein eines jeden Menschen, der auf die Welt kommt. Gott ist ein göttlicher Hermaphrodit, männlich-weiblich, und braucht keine Frau, um seine Feuer zu entzünden, aber der Mensch ist nicht Gott. Der Mann kann seine Feuer nicht ohne die Frau entzünden. Der Mensch braucht eine Frau, um sein Feuer zu entzünden, denn der Mensch ist nicht Gott.

Der Mensch muss den Stolz aufgeben, sich für Gott zu halten, denn der Mensch ist nichts als ein elender Wurm, der im Schlamm der Erde kriecht. Die große Yogini H. P. Blavatsky musste, nachdem sie die Witwe von Graf Blavatsky wurde, Oberst Olscot heiraten, um Kundalini zu erwecken und tattwische Fähigkeiten zu erlangen.

Im Heiligen Orden von Tibet wird der Schüler im Arkanum A. Z. F. unterrichtet.

In den Mysterien Ägyptens wurde das Arkanum A. Z. F. allen Eingeweihten gelehrt, und diejenigen, die das große Arkanum verrieten, wurden zum Tode verurteilt, sie wurden in einen Hof geführt und dort an eine Wand gelehnt, ihre Köpfe abgeschlagen, ihre Herzen herausgerissen und ihre Asche in die vier Winde zerstreut.

In den Höfen der Azteken waren die Männer und Frauen nackt und praktizierten das Arkanum A. Z. F. über Monate hinweg. Wer unglücklicherweise die Wesenheit des Spermas ejakulierte, wurde zum Tode verurteilt, weil er den Tempel entweiht hatte; er wurde enthauptet.

Die Eingeweihten der Mysterienschulen aller Zeiten erreichten die Einweihung mit dem großen Arkanum. Niemals, in keiner Schule der Mysterien, wurde jemand bekannt, der die Einweihung ohne das Arkanum A. Z. F. erreicht hat. (Dies ist das große Arkanum).

Bei einer Gelegenheit, nachdem wir einen Vortrag gehalten hatten, fragte uns ein Schüler, der ein Junggeselle war, ob es möglich sei, mit einer Frau aus der Astralwelt zu praktizieren. Wir mussten antworten, dass nur mit einer Frau aus Fleisch und Blut die Erweckung von Kundalini erreicht wird. Ein anderer lediger Bruder wollte mit imaginären Frauen praktizieren. Das ist eine ernste Sache!

Wenn der Verstand ein geistiges Abbild erschafft, erhält dieses Abbild Bewusstsein und wird zu einem verführenden Dämon der Mentalebene, der uns während des Schlafes mit nächtlichen Pollutionen sexuell entlädt.

Es ist sehr schwierig für einen Schüler, diese mentalen Bilder aufzulösen. In der Regel wird der Student zum Opfer seiner eigenen Erschaffung. Am besten ist es, eine Frau zu finden, die wirklich im großen Werk mitarbeitet.

Wer keine Frau hat, muss seine schöpferischen Energien mit Sport im Freien oder mit ausgedehnten Spaziergängen sublimieren. Ausflüge machen, schwimmen gehen, gute Musik hören, die großen Kunstwerke bewundern: Skulpturen, Malerei, klassische Musik, usw.

Auf diese Weise werden Ledige ihre sexuellen Energien sublimieren und sie zum Herzen bringen. Dort, in diesem Zentrum des Lebens, vermischen sich diese schöpferischen Kräfte mit den leuchtenden Wellen des Inneren Christus und werden in die unbeschreiblichen Regionen des großen Lichtes gebracht.

Mit dem ästhetischen Sinn, mit Wohltätigkeit und Liebe schaffen wir es, die sexuellen Energien zu sublimieren. Jedoch, und im Namen der Wahrheit, müssen wir bekräftigen, dass ihr, wenn ihr die Einweihung wollt und euch nach dem Erwachen von Kundalini und den tattwischen Fähigkeiten sehnt, eine Frau braucht, denn der Eingeweihte ohne die Frau ist wie ein Garten ohne Wasser.

Viele Mystiker glauben, dass sie keusch sind, weil sie keine Frau haben. Zu allem Überfluss haben sie auch noch nächtliche Pollutionen. Auf diese Weise verlieren sie elendig den christonischen Samen, in dem die Entstehung des großen Lebens sich befindet.

Das heilige Feuer des solaren Logos (der Christus) findet sich latent in jedem pflanzlichen, tierischen oder menschlichen Samen. Deshalb hat der Samen die Kraft, sich selbst zu reproduzieren. Der Mensch muss den Samen hüten wie flüssiges Gold. Mit dem Arkanum A. Z. F. extrahieren wir heroisch das heilige Feuer von Kundalini aus dem Samen.

Nächtliche Pollutionen werden mit dem Arkanum A. Z. F. radikal geheilt.

Nur mit dem Arkanum A. Z. F. verschwinden die nächtlichen Pollutionen für immer.

Wir sind Kinder eines Mannes und einer Frau. Wir sind keine Theorie. Das Wort, der Menschensohn, ist der Sohn eines Mannes und einer Frau; der Sohn einer unbefleckten Empfängnis. Wir müssen den Menschensohn in uns selbst erheben, wir brauchen die Frau.

Teil II – Kriminologie

Verschiedene Kategorien von hellsichtigen Wahrnehmungen

Es gibt fünf grundlegende Kategorien von hellsichtigen Wahrnehmungen.

Erstens: bewusste Hellsichtigkeit;

Zweitens: unbewusste Hellsichtigkeit;

Drittens: infrabewusste Hellsichtigkeit.

Viertens: unterbewusste Hellsichtigkeit;

Fünftens: überbewusste Hellsichtigkeit.

Diese fünf Kategorien von hellsichtigen Wahrnehmungen erzeugen verschiedene Formen von mentalen Reaktionen.

In der forensischen Psychiatrie gibt es verschiedene biotypologische Arten.

Jede Persönlichkeit reagiert auf hellsichtige Wahrnehmungen entsprechend der „Persönlichkeitspsychologie“ und der speziellen individuellen psychopathologischen Diagnose.

Es gibt den normalen Paranoiden, den kranken Paranoiker, den Schizophrenen mit unmittelbaren und schrecklichen gewalttätigen Reaktionen.

Es gibt auch den Neurastheniker mit einer doppelten Persönlichkeit, den Oligophreniker, den vulgären Mörder, den Epileptoiden, den hypersensiblen Schizoiden oder Schizoiden mit Hyperästesie, der auf dem epileptoiden Genotyp basiert, usw., usw.

Bei einer situationsbezogenen Reaktion spricht und handelt jeder Hellsichtige bedingt durch die Art der Personalogie und Psychopathologie, die ihn als menschliches Wesen charakterisiert.

Für die Entwicklung der Hellsichtigkeit ist es notwendig, eine intellektuelle Bildung zu besitzen. Intellektuelle Disziplin ist notwendig für die Entwicklung der okkulten Fähigkeiten, Chakren, Scheiben, Magneträder des Astralkörpers.

Ein Hellseher ohne Bildung und ohne intellektuelle Disziplin jeglicher Art verkommt zu einem gewöhnlichen Verbrecher.

Ein Hellsichtiger ohne intellektuelle Bildung kann in die folgenden Verbrechen verfallen: Private oder öffentliche Verleumdungen und Beleidigungen, Ehrverletzungen, Beleidigungen und Drohungen, Gattenmord, Totschlag, Selbstmord, Vatermord, Muttermord, Brudermord, Inzest, Diebstahl, Entführung, Raub, sexuelle Verführung, Zwang und Gewalt, Kindesmord, usw., usw. und viele andere Fälle von Verbrechen, die von der Psychiatrie und Psychologie untersucht werden.

Die pathogene Rolle der abergläubischen Angst, die durch infrabewusste, unbewusste oder unterbewusste hellseherische Wahrnehmungen hervorgerufen wird, führt zu Mord, öffentlicher Verleumdung und übler Nachrede und ganz allgemein zu allen Arten von gewöhnlichen Verbrechen.

Die hellsichtigen Wahrnehmungen des Infrabewussten oder des Unbewussten bzw. Unterbewussten rufen in verschiedenen Situationen unterschiedliche Reaktionen hervor, je nach der biotypologischen Kategorie des Hellsehers.

Die neurasthenischen, schizophrenen, oligophrenen, epileptoiden und schizoiden Hellseher der hypersensiblen Sorte verfallen in einen psychopathischen Schockzustand, in den Zustand zwanghafter und pathologischer Suggestion, in Verfolgungswahn usw., die sie in den Abgrund der Kriminalität stürzen.

Bevor wir uns der Entwicklung der okkulten Fähigkeiten widmen, müssen wir uns selbst studieren und eine persönlichkeitsbezogene und psychopathologische Diagnose unserer eigenen Persönlichkeit erstellen.

Nachdem wir unser eigenes psycho-biotypologisches *Ich* entdeckt haben, müssen wir uns durch intellektuelle Bildung reformieren. Wir brauchen eine pädagogische Psychotherapie, um uns zu reformieren.

Die vier Evangelien von Jesus Christus sind in der Tat die beste pädagogische Psychotherapie. Es ist notwendig, alle Lehren, die in den vier Evangelien von Jesus dem Christus enthalten sind, vollständig zu studieren und zu praktizieren. Erst nachdem wir uns moralisch reformiert haben, können wir uns der Entwicklung der Chakren, Scheiben oder magnetischen Räder des Astralkörpers widmen.

Es ist auch dringend notwendig, die besten Autoren der Theosophie, des Rosenkreuzertums, der Psychologie, des Yogismus, usw., usw. zu studieren.

Positive und negative Hellsichtigkeit

Der eingeweihte Rosenkreuzer Max Heindel sagt in seinem Buch „Die Weltanschauung der Rosenkreuzer", dass die Hellsichtigkeit positiv ist, wenn die Chakren des Astralkörpers von links nach rechts rotieren. Max Heindel versichert, dass die Hellsichtigkeit negativ ist, wenn sich die Chakren von rechts nach links drehen.

Erfahrene Hellsichtige sind positiv. Medien, die Seher des Spiritismus (in Mexiko Spiritualismus genannt) sind negativ. Der positive Hellseher kann seine Fähigkeit willentlich einsetzen. Der negative Hellseher sieht, ohne sehen zu wollen, und wird immer durch die Finsteren getäuscht.

Das Verbrechen von „Mama Coleta", das sich am 6. Februar 1944 auf dem Bauernhof von San Francisco, im Stadtteil Rodrigo, in der Nähe von Cifuentes, Provinz Las Villas, Insel Kuba, ereignete, ist ein konkretes Beispiel für negatives Hellsehen und spiritistischen oder spiritualistischen Mediumismus.

Die Hütte von „Mama Coleta" war tatsächlich der Schauplatz von Mediumismus, Spiritismus, negativem Hellsehen, Inzest und Verbrechen.

Das Medium Francisca mit ihrer psychopathischen und nervösen Persönlichkeit war ein Opfer der finsteren Entitäten, die die Astralebene bevölkern. Sie übertrug ihre Angst auf ihre Schwester Candida. Die beiden Schwestern flüchteten sich in das Bett ihres Bruders Candido, beide verfielen dem Verbrechen des Inzests. Es gab einen doppelten Inzest.

Candido lebte mit einer Lebensgefährtin, und als er den nervösen Zustand seiner hellsichtigen Schwester sah, misstraute er der Frau, mit der er gelebt hatte, und nahm an, dass diese Ex-Freundin das Haus mit einer Art Zauber belegt hatte. Seine

Besorgnis stieg, als sein kleiner Bruder ihm eine Puppe zeigte, die er, wie er sagte, von seiner Ex-Freundin geschenkt bekommen hatte.

Dann kam der zweite Teil des Dramas, das in dem Verbrechen der „Mama Coleta“ gipfelte. Candido konsultiert eine Priesterin der „Santeria“, die trotz des Widerstands von „Mama Coleta“ eine kleine Zeremonie und Reinigung für das hellsichtige Medium durchführte und schließlich die Seele eines Hexers namens Barrueta für schuldig an ihrem Leid erklärte.

Schließlich verlieh die Priesterin der „Santeria“ dem hellsichtigen Medium die Macht, die bösen Flüche abzuwehren. Dieses Medium mit ihrer negativen Hellsichtigkeit sah tatsächlich die finsteren Wesenheiten. Sie sah gegen ihren Willen. Sie sah überall Dämonen. Sie konnte den sechsten Sinn nicht kontrollieren.

Als „Mama Coleta“ den Inzest entdeckte, verteidigte sich die negative Seherin damit, dass sie keine fleischliche Beziehung zu ihrem Bruder hatte, sondern zu der Seele des Hexers Barrueta, die in den Körper des Bruders eingedrungen war. Ihrer Meinung nach hatte sie das Verbrechen des Inzests nicht begangen.

Die Nacht der Ereignisse war schrecklich, das Medium schien verrückt zu sein. Sie warf das Essen weg, das man ihr zubereitet hatte, weil sie glaubte, es sei vergiftet, sie zerstörte die Möbel des Hauses, warf die Kleidung ihrer Familie weg, fantasierte, schrie, tanzte und sah den Hexer Barrueta. Die ganze Familie kniete mit dem Gesicht zur Wand und den Armen zu einem Kreuz ausgebreitet. Bald verfielen sie alle in eine Massensuggestion. Alle Brüder schlugen den Familienvater, weil „angeblich“ der Hexenmeister Barrueta in den Körper des Vaters eingedrungen war. Dann erschlugen sie „Mama Coleta“, weil die Seherin die Dämonen im Körper der armen alten Frau sah.

Das letzte Opfer der negativen Hellsichtigkeit des Mediums war einer ihrer Brüder. Die Seherin sah, wie ihr Bruder sich in den Hexer Barrueta verwandelte, und schlug ihm mit einem großen Stein auf den Kopf, wodurch die Knochen seines Schädels brachen und Stücke der Gehirnmasse herauskamen.

Das letzte, was die Seherin tat, war, nackt auf ein Pferd zu steigen und mit einem Stock bewaffnet auf die Straße zu gehen, um die Dämonen auszutreiben. Kurz darauf wurde sie von der Polizei verhaftet und alles endete im Gefängnis.

Dies ist ein konkreter Fall von negativer Hellsichtigkeit. Die Seherin hatte ein „mentales Defizit, begleitet von vorübergehender Amnesie und absolut negativen hellseherischen Visionen, die einen mediumistischen Charakter hatten".

Diese Art von Sehern sind in der Regel Oligophrene, die die Leichtgläubigkeit eines schwachen und unbesonnenen Wesens aufweisen.

Diese negativen Hellseher verfallen in zwanghafte Suggestion. Diese negativen Hellseher stürzen durch die zwanghafte oder pathologische Suggestion in den schrecklichen Abgrund der Kriminalität.

Diese negativen Hellseher sehen tatsächlich Formen, die im Infrabewussten der großen Natur existieren.

Kein wahrer Wissenschaftler würde die Visionen eines negativen Hellsehers als unfehlbar akzeptieren. Nur die positive Hellsichtigkeit ist tatsächlich unfehlbar. Um positive Hellsichtigkeit zu entwickeln, ist eine starke intellektuelle Disziplin erforderlich.

Wer positive Hellsichtigkeit entwickeln will, muss esoterische Übungen absolvieren und die besten Autoren der Theosophie, des Rosenkreuzertums, des Yogismus, der Psychologie usw. studieren.

Der schlimmste Feind ist die Unwissenheit. Wir empfehlen den Lesern, das große Werk der Meisterin Helena Petrovna Blavatsky, mit dem Titel „Die Geheimlehre". Wir empfehlen „Kundalini Yoga" von Sivananda , die Werke von Dr. Arnold Krumm-Heller, die Werke von Dr. Adoum, die Werke von Dr. Rudolf Steiner, usw., usw.

Nur mit einer umfangreichen intellektuellen Bildung und einer großen esoterischen Disziplin kann positives Hellsehen erreicht werden. Wahre positive Hellsichtigkeit wird nur von hochgebildeten Menschen erreicht, die sich den strengsten intellektuellen Disziplinen unterwerfen. Erleuchtete Intelligenz ist das Ergebnis von positiver Hellsichtigkeit.

Das Bewusstsein

Bewusste Hellsichtigkeit besitzen nur diejenigen, die es geschafft haben, in den höheren Welten zu erwachen.

Während der Stunden des normalen Schlafes leben alle Menschen, eingehüllt in ihren Astralkörper, in den übersinnlichen Welten.

Der Mensch lebt während des normalen Schlafes und nach dem Tod in den übersinnlichen Regionen der großen Mutter Natur. Leider laufen die Menschen im Übersinnlichen mit schlafendem Bewusstsein umher.

Positive Hellsichtigkeit besitzen nur die Seelen, die erwacht in den übersinnlichen Welten leben. In der Tat sind diejenigen, die ein kontinuierliches Bewusstsein besitzen, egal ob ihr physischer Körper wach ist oder schläft, immer in einem Zustand der Wachsamkeit, sie sind positive Hellsichtiger, besitzen ein kontinuierliches Bewusstsein.

Jede wahre endoterische und esoterische Forschung geht von diesem Zustand der vollkommenen Wachsamkeit aus.

Es ist notwendig, dass der Träumer in den inneren Welten erwacht, bevor er ein kompetenter Forscher der höheren Welten wird.

Die Medien des Spiritismus oder des Spiritualismus sind für die Erforschung der höheren Welten nicht brauchbar, weil sie einen gestörten Mentalkörper haben. Die Medien sind unausgeglichen und jede Forschung, die sie in den höheren Welten zu betreiben versuchen, ist ein Misserfolg.

Die psychopathischen Zustände der Medien, die zwanghafte und pathologische Suggestion, zu der sie neigen, die epileptoiden Paroxysmen während der Trance und die psychische Besessenheit verwandeln die Medien in fantasierende, abnorme und mentale unausgeglichene Individuen. Um in den höheren Welten zu forschen, braucht man logisches Denken und ein genaues Konzept.

Jede wahre positive Vision muss durch die konkreten Fakten der physischen Welt vollständig bestätigt werden. „Die Wahrheit weicht nicht von der menschlichen Natur ab. Wenn das, was wir für die Wahrheit halten, von der menschlichen Natur abweicht, dann kann es nicht wahr sein."

Der Hellsichtige muss, wenn er nicht ein Heiliger ist, so doch zumindest ein perfekter Gentleman sein. Wir kennen den Fall eines paranoiden Hellsehers, der eine tugendhafte Mutter einer Familie verleumdete, indem er sie öffentlich anklagte und als Ehebrecherin, Hexe usw. hinstellte. Die arme unschuldige und tugendhafte Mutter wurde von dem paranoiden Hellseher öffentlich verspottet. Wir kannten auch den Fall eines neurasthenischen Hellsehers, der einen ehrlichen und tugendhaften Bürger verleumdete und ihn mit dem Tod bedrohte, ihn als Hexer hinstellte und ihm diabolische Mächte zuschrieb.

Wir trafen einen schizophrenen Hellseher, der plötzlich gegen einen aufrechten Bürger vorging und ihm vorwarf, ihm die Frau weggenommen zu haben, weil er das „angeblich" hellsichtig wahrgenommen hatte. Wäre der Hellseher ein Neurastheniker gewesen, hätte er den Mann umbringen können. Wenn er paranoid gewesen wäre, hätte er einen gut ausgeführten Mord geplant. Wäre er ein Oligophreniker gewesen, hätte er den ehrlichen Herrn, der nie im Leben daran gedacht hatte, dem Hellseher die Dame wegzunehmen, erstochen oder erschossen.

Wenn der Hellseher vor Gericht gestellt worden wäre, hätten die Richter ihn aus Mangel an Beweisen für frei von Schuld gesprochen. Die Strafzumessung erfordert eine Überprüfung des Tatbestandes und der Verantwortung des Angeklagten.

Die meisten Hellseher könnten wegen Verleumdung, Ehrverletzung, Beleidigung und Bedrohung belangt werden.

Ein weiterer Aspekt, den es zu berücksichtigen gilt, ist der Beweis des Tatbestandes. Wenn der Tatbestand nicht auf eine in der Strafprozessordnung festgelegten Art begründet wird, ist der Angeklagte unschuldig. "Alles nun, was ihr wollt, dass euch die Leute tun sollen, das tut ihr ihnen auch!" Matthäus 7:12

"Die Wahrheit weicht nicht von der menschlichen Natur ab. Wenn das, was wir für die Wahrheit halten, von der menschlichen Natur abweicht, dann ist es nicht wahr."

Christus sagte: „Richtet nicht, damit ihr nicht gerichtet werdet. Denn wie ihr richtet, werdet ihr gerichtet werden; und mit welchem Maß ihr messt, wird euch zugemessen werden." Matthäus 7:1,2

Der Hellsichtiger muss streng analytisch, hoch intellektuell und streng wissenschaftlich sein.

Der schlimmste Feind des Hellsichtigen ist die Unwissenheit.

Der Hellsichtige muss lernen, in Abwesenheit des *Ichs*, des *mich selbst* zu sehen. Sehen, ohne zu urteilen.

Das psycho-biotypologische *Ich*

Der Verstand ist im *Ich* eingekapselt. Jede situationsbedingte Reaktion des Verstandes ist das Ergebnis des psycho-biotypologischen *Ichs.*

Alle Wahrnehmungen gelangen durch die Sinne zum Verstand.

Das *Ich* übersetzt alle vom Verstand gesammelten Informationen in seine eigene Sprache der Voreingenommenheiten, Wünsche, Ängste, Erinnerungen, Vorurteile, Boshaftigkeiten einer bestimmten Art, des Fanatismus, Hasses, Neides, der Eifersucht, Leidenschaften, usw., usw.

Der Hellsichtige hat immer eine schlechte Sekretärin, von der er sich befreien muss. Diese Sekretärin ist das *Ich*, das *mich selbst*, das *Ego*.

Das *Ich* des Hellsichtigen nimmt alle übersinnlichen Darstellungen, die ihm in den Sinn kommen, und interpretiert sie entsprechend seiner Vorurteile, seines Hasses, seiner Eifersucht, seines Misstrauens, seiner Bosheit einer bestimmten Art, seiner Leidenschaften, seiner Erinnerungen, seines Stolzes, seiner Arroganz, seines Neides usw. usw. Die darauf folgenden Reaktionen des Hellsehers werden zum Ergebnis seines eigenen psycho-biotypologischen *Ichs.*

Der paranoide Hellseher ist stolz, er mag es, von den Menschen isoliert zu sein, hat nur mit wenigen zu tun, er ist sehr intelligent, scharfsinnig, misstrauisch, fühlt sich unfehlbar, hält sich für einen großen Meister, glaubt, die Welt beherrschen zu können, gibt niemandem recht, nur er ist weise, groß und mächtig. Dieser Typus von Hellsehern kann, wenn er mit Hass, Bosheit, Misstrauen usw. reagiert, sogar kaltblütig einen vorsätzlichen Mord planen.

Der neurasthenische Hellseher hat eine doppelte Persönlichkeit, erst betet er und predigt unaussprechliche Dinge, dann verbreitet er Beleidigungen, oder spricht von Waffen, Dolchen, Krieg, Gewalt usw.

Dieser Typ von Hellseher reagiert auf eine unangenehme Wahrnehmung mit Verleumdung, Beleidigung, Tötung usw. Wenn sich eine seiner Persönlichkeiten unsicher oder gedemütigt fühlt, bittet er um Verzeihung und verspricht von ganzem Herzen, sich zu bessern. Nachdem er sein Ziel erreicht hat, reagiert die andere Persönlichkeit mit Stolz, Wut, Hochmut, Gewalt, Verrat usw.

Eine eingehende Analyse führt uns zu dem Schluss, dass Judas Iscariot*) ein Neurastheniker war. Judas hatte eine doppelte Persönlichkeit, in einem Moment folgte er dem Meister, im nächsten war er gegen den Meister, einmal küsst er den Meister und dann verrät er ihn, bereut es und begeht schließlich Selbstmord. Das ist der neurasthenische Typ.

Im Christus existiert kein *Ich*, kein *mich selbst*. Christus reagiert nicht auf Verleumdungen, Ohrfeigen, Spott, Drohungen, Auspeitschungen usw. usw. Christus erstaunt durch seine unglaubliche Gelassenheit. Der gekreuzigte Christus sagt nur: „Vater, vergib ihnen, denn sie wissen nicht, was sie tun."

Im Christus existiert das *Ich* nicht und deshalb reagiert es auch nicht und verurteilt auch niemanden.

Christus ist ein perfekter Hellseher, der mit Verständnis zu sehen weiß, ohne zu urteilen, ohne zu übersetzen, denn er hat kein *Ich*. Christus ist der Hellsichtige, der sieht, versteht und weiß. Christus ist der universale Geist des Lebens, der in Jesus von Nazareth inkarniert ist.

---

*) Der E. M. Samael war sich der Transzendenz des Apostels Judas Iskariot als großer Eingeweihter bewusst, aber Meister Samael nahm Judas als Referenz für schizophrenes Verhalten wegen der Rolle, die dieser Apostel im Drama von Jesus dem Christus darstellte.

Der Hellsichtige muss lernen, die inneren Wahrnehmungen in Abwesenheit des *Ich* zu betrachten. Sehen ohne Urteil, ohne Übersetzung, ohne Vorurteile, ohne Fanatismus, ohne Leidenschaft, etc. Der Hellsichtige muss sehr verständnisvoll sein.

Ein schizophrener Hellseher mit seinen unvorhersehbar heftigen und furchtbaren Reaktionen kann zu den schlimmsten Verbrechen neigen, wenn er auf eine unangenehme Wahrnehmung reagiert.

Ein hypersensibler schizoider Hellseher ist gewöhnlich traurig, melancholisch, egozentrisch, introspektiv; er hat melancholische Gedanken, ist aller intellektuellen Arbeit überdrüssig usw., usw. Der schizoide Hellseher kann, wenn er nicht rigoros analytisch ist, auf eine unangenehme Wahrnehmung reagieren, indem er jemanden tötet und dann Selbstmord begeht.

Ein hellsichtiger Masochist genießt es, sich während mystischer Wahrnehmungen auszupeitschen oder schreckliche Bußübungen zu tun, bis er stirbt.

Die Hellsichtigkeit erfordert logisches Denken und ein exaktes Konzept. Um erfahrener Hellsichtiger zu sein, braucht man ein perfektes mentales Gleichgewicht. Ein Hellsichtiger mit einem psychischen Trauma kann unter schweren psychischen Störungen leiden und unbewusst verhängnisvolle Bilder in der mentalen Welt erzeugen. Wenn ein geistig verwirrter Hellseher seine eigenen übersinnlichen Schöpfungen betrachtet, kann er einen emotionalen nervösen Schock oder einen heftigen Schub erhalten, einen Rausch von unvorhergesehenen und akuten Emotionen, der ihn direkt in den Abgrund des Verbrechens stürzt. Ein psychisches Trauma ist das Ergebnis eines großen moralischen Kummers oder eines gewaltigen Schreckens, des Verlustes eines geliebten Menschen usw., usw.

Der sadistisch-masochistische Hellsichtige hat einen solchen Zustand der sexuellen Perversion erreicht, dass er leicht zu einem mystisch-erotischen Mörder werden kann. Der sadistisch-masochistische Hellsichtige liebt die süße Boshaftigkeit und verfällt in die blutigsten Phalluskulte. Die schwarzen Messen des Mittelalters mit nackten Frauen auf dem Altar und die Ermordung unschuldiger Kinder sind lebendige Beispiele für diese Art von finsterer und verhängnisvoller Hellsichtigkeit.

Die Menschenopfer aller Zeiten und aller Religionen sind das Ergebnis einer sadistisch-masochistischen Hellsichtigkeit. Der barbarische Brauch, Menschen auf dem Altar bei einem liturgischen Ritual zu ermorden, ist ein lebendiges Beispiel für den sadistisch-masochistischen Hellseher.

Im 15. Jahrhundert wurden in vielen mittelalterlichen Burgen schwarze Messen mit Menschenopfern gefeiert.

Marschall Gilles de Rais, in Tiffanges, Frankreich, hatte eine Kirche in seinem Schloss, deren Priester die schwarze Messe zelebrierte. Rais wurde beschuldigt, zweihundert Kinder in seinen schwarzen Messen ermordet zu haben. Auch Katharina von Medici ließ schwarze Messen feiern, bei denen unschuldige Kinder geopfert wurden.

Die Hexensabbate mit ihren schwarzen Messen und ihrer Hexerei rivalisierten mit den Priestern des Heiligen Offiziums der katholischen Inquisition beim Mord an unschuldigen Kindern.

Das ist die kriminelle und furchtbar perverse sadistisch-masochistische Hellseherei.

Nur wenn wir dieses psycho-biotypologische *Ich*, das wir in uns tragen, enthaupten und auflösen, können wir vollkommene Hellseher sein.

Der menschliche Verstand

Das Gehirn hat fünf grundlegende Teile.

Erstens: Das Gehirn. (Enzephalon)

Zweitens: Das Kleinhirn.

Drittens: Das Mittelhirn. (Mesencephalon)

Viertens: Das verlängerte Mark oder Markhirn.

Fünftens: Die Brücke (Pons).

Diejenigen, die sagen, dass das Enzephalon die Intelligenz, das Gedächtnis, den Willen usw. steuert, ignorieren die Existenz des Mentalkörpers. Diese Menschen sollten die vier Bände der Geheimlehre studieren, die von Helena Petrovna Blavatsky geschrieben wurden.

Das Gehirn ist dazu gemacht, Gedanken zu verarbeiten, aber es ist nicht der Gedanke. Das Gehirn ist ein Instrument des Verstandes, aber es ist nicht der Verstand. Wir müssen zwischen Gehirn und Verstand unterscheiden.

Wir müssen die engen Beziehungen des Gehirns mit dem Verstand studieren.

In vorherigen Kapiteln sprachen wir über den Astralkörper. Wir haben gesagt, dass sich im Astralkörper der Verstand und die psychischen und spirituellen Prinzipien des Menschen befinden. Der Verstand ist ein subtiler wunderbarer Körper, der seine übersinnliche Physiologie und übersinnliche Pathologie hat, die in enger Beziehung mit dem Zentralnervensystem und dem Gehirn stehen.

Das Denken ist eine Funktion des Mentalkörpers. Der Mensch kann ohne physisches Gehirn unabhängig von der Gehirnmasse denken. Dies wurde bereits in wissenschaftlichen Laboratorien bewiesen, wo desinkarnierte Entitäten materialisiert wurden.

Wir sprechen über konkrete Fakten, die bereits bewiesen wurden; wenn der Leser nichts über die Materialisationen von Katie King mithilfe der Fox-Schwestern, Medien der Materialisation, im Labor von William Crookes gelesen hat, ist das nicht unsere Schuld. Tatsache ist, dass sich der Astralkörper der verstorbenen Katie King drei Jahre hintereinander in einem wissenschaftlichen Labor materialisierte. Da sahen, hörten, fühlten usw., usw. die Wissenschaftler.

Diese Wesenheit ließ sich allen möglichen Experimenten unterziehen. In diesem Fall gab es keinen Betrug, weil die Wissenschaftler selbst die geringste Möglichkeit eines Betrugs vollständig ausschlossen.

Nach drei Jahren der Experimente entmaterialisierte sich Katie King langsam im Beisein der Kameras und hinterließ den Männern der Wissenschaft eine Strähne aus materialisiertem Haar als letzten Beweis für die Realität ihrer Materialisierung. Wir reden also über bewiesene Fakten.

Das Gehirn wird vom Verstand gesteuert, aber der Verstand wird nicht durch das Gehirn gesteuert. Das Gehirn ist das Instrument der Emotionen und des Bewusstseins, aber es produziert weder Emotionen noch Bewusstsein. Was logisch ist, kann nicht durch Unwissenheit widerlegt werden. Logik ist Logik. Diejenigen, die behaupten, dass das Gehirn Gedanken, Emotionen und Bewusstsein produziert, sind unwissend, weil sie den Mentalkörper nicht studiert haben. Auf der Basis von Unwissenheit kann man nichts widerlegen. Für die Unwissenden ist es notwendig, zu lernen.

Die zwölf Hirnnervenpaare demonstrieren das hermetische Prinzip, das besagt: „Wie oben, so unten“. Wenn es oben einen Tierkreis mit zwölf Sternbildern gibt, so gibt es hier unten den Tierkreismenschen mit seinen zwölf Hirnnervenpaaren. Jedes Nervenpaar steuert eine Region des Körpers. Die zwölf Nervenpaare steuern alle zwölf Teile des Tierkreismenschen.

Diese Nerven sind:

1.- Der Riechnerv.

2.- Der Sehnerv.

3.- Der Augenbewegungsnerv

4.- Der Augenrollnerv.

5.- Der Drillingsnerv

6.- Der Augenabziehnerv

7.- Der Gesichtsnerv

8.- Der Hör- und Gleichgewichtsnerv

9.- Der Zungen-Rachen-Nerv

10.- Der „umherschweifende" Nerv

11.- Der „hinzukommende" Nerv

12.- Der Unterzungennerv

Diese zwölf Nervenpaare informieren den Verstand über alles, was im Tierkreismenschen passiert. Das Büro, das diese Berichte sammelt, ist das Gehirn, und der Verstand ist der Verwalter.

Informationen aus der Außenwelt werden durch die Sinnesorgane der Außenwahrnehmung gesammelt. Diese Berichte gehen an das Gehirnbüro, wo der Verwalter sie analysiert und studiert. Leider hat der Verwalter immer eine schlechte Sekretärin, die ihn verrät.

Diese schlechte Sekretärin ist das *Ich*. Das *mich selbst,* das *Ego*. Gehen wir zum Beispiel in ein Kino, in dem ein erotischer Film gezeigt wird.

All diese Eindrücke sammelt der Verwalter in seinem Hirnbüro. Der Verwalter studiert den Film, schaut ihn sich an und genießt ihn.

Die Sekretärin stiehlt heimlich und in großer Verschwiegenheit die erotischen Bilder und reproduziert sie auf der mentalen Ebene der großen Natur. Dann werden diese Bilder zu lebendigen Abbildern in der mentalen Welt.

Später, während des normalen Schlafs, verursacht der im *Ich* eingeschlossene Verstand, dass es zu Unzucht mir diesen mentalen Abbildern und zu nächtlichen Pollutionen kommt.

Der Träumer treibt Unzucht mit den von ihm selbst geschaffenen mentalen Bildern. Der Träumer sieht diese Bilder auf hellsichtige Weise. Das ist unbewusste Hellseherei.

Jemand ist eifersüchtig und nimmt an, dass ein Freund ihm seine Frau wegnimmt. Das *Ich* arbeitet heimlich die Bilder aus, die ihr Autor geschaffen hat, und es kommt zu nächtlichen Träumen, schrecklichen Dramen, die Frau, die mit dem Freund Ehebruch begeht, und furchtbaren Dingen.

Das ist unbewusste Hellseherei. Wenn der Hellseher oligophren ist, wird er seinen Freund heimtückisch ermorden. Wenn er Neurastheniker ist, könnte er ihn auch beleidigen, verleumden und schließlich töten.

Wenn er paranoid ist, dann wird er intellektuell einen perfekten, technischen Mord planen. Wenn er ein Schizophrener ist, wird er die Freundschaft brutal auflösen.

Wenn er sadistisch-masochistisch ist, könnte er seine Frau auf die grausamste Weise ermorden. Wenn er ein hochgebildeter Schizoider mit der Grundlage eines genotypischen Epileptoiden ist, könnte er einen intensiven emotionalen Schock erleben, der ihn dazu bringt, das Verbrechen einer vorsätzlichen Tötung zu begehen und später einen kompletten psychischen Zusammenbruch erleiden.

Die Mehrheit der Hellsichtigen fällt in den Abgrund der Kriminalität aufgrund mangelnder Bildung und intellektueller Disziplin: Nehmen wir an, dass ein Hellsichtiger einem Freund misstraut, weil er ihn für einen Schwarzmagier hält.

Das *Ich* des Hellsichtigen arbeitet im Unbewussten die schrecklichsten Bilder aus, die später im Traum erscheinen. Dies ist unbewusstes Hellsehen.

Er kann dann eine heftige situationsbedingte Reaktion erleiden, die zu Verbrechen, öffentlicher Verleumdung und Beleidigung, Ehrverletzung, Mord usw. führt.

Alle hellsichtigen Wahrnehmungen gelangen in das Kleinhirn. Über die Brücke (Pons) erreichen sie dann das Gehirn. Unbewusste Wahrnehmungen werden bewusst, wenn sie das Gehirn erreichen.

Die Brücke (Pons) verbindet das Mittelhirn mit dem Mark und den beiden bekannten Großhirnhälften.

In früheren Zeiten bildete die *Medulla oblongata* das gesamte Gehirn, das alle Zellen des menschlichen Organismus vollkommen steuern konnte.

Das Rückenmark hat sieben Zentren, die Niesen, Husten, Saugen und Kauen, Schlucken, Erbrechen, die Funktionen der Speichel- und Magendrüsen und das Schließen der Augenlider steuern.

Das Mittelhirn ist ebenfalls sehr interessant; ein Teil davon vereint die beiden Großhirnhemisphären mit dem Kleinhirn und der Brücke (Pons), durch die die hellsichtigen Wahrnehmungen strömen. In den Funktionsbereichen des Gehirns befinden sich alle Zentren, die den menschlichen Organismus steuern.

Oftmals wird eine hellsichtige Wahrnehmung in irgendeiner Gehirnzelle dauerhaft gespeichert. Dies ist vergleichbar mit einem Bild, das auf einer fotografischen Platte festgehalten wurde. Dann empfängt der Verstand immer wieder dieses Bild des unbewussten Hellsehens. Die Ärzte haben dieses Problem gelöst, indem sie die Zelle, in der das Bild aufgezeichnet wird, entfernt haben.

Ein konkreter Fall von unbewusstem Hellsehen und vorsätzliche Tötung war die Ermordung des großen kolumbianischen Politikers Jorge Eliécer Gaitán. Die Ermittlungen der Behörden haben ergeben, dass der Mörder ein aktives Mitglied der Organisation Amorc in San Jose, Kalifornien, war. Es wird auch gesagt, dass er „angeblich" von dieser Schule verwiesen wurde, weil er als geistig unausgeglichen galt. Diese Person war ein unbewusster Hellseher. Er zündete vor dem Altar ein Paar Wachskerzen an, gemäß dem Amorc-Rosenkreuzer-Ritual, und sah dann im Spiegel zwei Bilder. Das von Simón Bolívar und von Francisco de Paula Santander.

Er glaubte, die Reinkarnation Bolivars zu sein und hielt Jorge Eliécer Gaitán für die Reinkarnation von Santander, Bolivars Feind.

Der Attentäter sagte zu sich selbst: „Wenn Santander mich in meiner vergangenen Reinkarnation töten wollte, werde ich mich jetzt an ihm rächen und ihn töten."

Am 9. April, dem Tag der Ereignisse, wurde Jorge Eliécer Gaitán heimtückisch ermordet, als der Politiker den Gouverneurspalast in Bogotá verlassen wollte. Ballistikexperten glauben, dass der Mörder vor dem Mord viel auf dem Schießstand trainiert haben musste. Alle drei Schüsse in den Rücken waren genau und präzise.

Was dann folgte, war entsetzlich. Die Bewohner von Bogotá verblüfften die ganze Welt. Die wütende Menge stürzte sich in den Kampf gegen die Regierung und wäre da nicht ein schlauer liberaler Politiker gewesen, hätte das Volk den Präsidentenpalast gestürmt.

Dies ist ein konkretes Beispiel für vorsätzliche Tötung und unbewusstes Hellsehen.

Es besteht kein Zweifel, dass die Vision im Spiegel die geheime Triebfeder des Verbrechens war. Den Rest besorgten die Politiker, die Gaitans Feinde waren. Möglicherweise haben sie das Verbrechen finanziert, den Mörder gekauft, usw.

Aber die geheime Triebfeder war unbewusstes Hellsehen. Der unausgeglichene Verstand des Mörders schuf die Bilder, die im Spiegel projiziert wurden, das ist alles.

Unbewusstes Hellsehen ist die geheime Triebfeder für hundert Prozent der vorsätzlichen Tötungen.

Die forensische Psychiatrie muss noch etwas verbessert werden.

Die Wahrnehmungen des unbewussten Hellsehens bleiben oft in den unbewussten Tiefen des menschlichen Verstandes deponiert und werden zu einer geheimen Versuchung, die zu Verbrechen führt. Im Inneren eines jeden Menschen gibt es unbewusste Faktoren, die oft zu vorsätzlicher Tötung führen. Die geheime Triebfeder eines jeden Verbrechens ist unbewusst. Viele Heilige hatten ein Unbewusstsein voller fleischlicher Leidenschaft, Sadismus, Diebstahl, Verbrechen, Gewalt, Eifersucht, Hass, Groll, usw., usw.

Während des Traums litten diese Heiligen furchtbar. Während des Traums verfielen diese Heiligen in die schrecklichsten Verbrechen. Im Unbewusstsein waren diese Heiligen große Bösewichte. Als sie erwachten, begriffen sie ihr schreckliches moralisches Elend, taten schrecklichen Bußübungen und gingen in Sack und Asche.

Wer es schafft, sich eines moralischen Fehlers bewusst zu werden, löst ihn völlig auf. Wenn ein Mensch alle seine Defekte vernichtet, dann ist das *Ich* aufgelöst.

Wenn sich das *Ich* sich auflöst, kommt die Wahrheit zu uns. Dann sind wir vollkommene Hellseher.

Wahrheit entsteht durch schöpferisches Verständnis. Die Wahrheit ist zeitlos, ewig, göttlich. Das *Ich* kann die Wahrheit nicht erkennen, weil das *Ich* ein Bündel von Erinnerungen ist. Das *Ich* gehört der Zeit an. Das *Ich* wird in der Zeit geboren und stirbt in der Zeit. Der Tod ist das Ergebnis einer Rechnung.

Nach Abschluss des mathematischen Vorgangs bleiben nur die Werte übrig, die sich später reinkarnieren. Diese Werte sind das *Ich*, das *mich selbst*, das reinkarnierende *Ego*.

Das *Ich* ist eine Illusion und jedes Verbrechen, jedes Vergehen und jedes Laster ist die fatale Folge der Bejahung des *Ich*, des *mich selbst*. Der Ursprung des Schmerzes ist das *Ich*. Wenn wir die Begierde auslöschen, wird das *Ich* aufgelöst. Wo das *Ich* ist, kann die Wahrheit nicht sein, denn die Wahrheit und das *Ich* sind unvereinbar.

Das *Ich* ist ein vergänglicher Fehler des Rades von Samsara. (Das Rad der Reinkarnationen und des Karmas. Das *Ich* ist die Irrlehre der Getrenntheit).

Das *Ich* ist der Ursprung von Egoismus, Hass, Unzucht, Ehebruch, Neid, Zorn, usw., usw. Das *Ich* ist der Durst nach Vergnügen und die Quelle von Stolz und Eitelkeit. Um die Wahrheit zu inkarnieren, muss man das *Ich* auflösen. Um inneren Frieden zu erlangen, ist es notwendig, das *Ich*, das *mich selbst*, aufzulösen. Um vollkommene Hellsichtigkeit und höchste Erleuchtung zu erreichen, muss man das *Ich* auflösen.

Die Wahrheit ist der innere Christus eines jeden Menschen.

Das *Ich* ist der Satan in uns.

Wo es das *Ich* gibt, kann es keine Wahrheit geben.

Diejenigen, die das *Ich* in zwei aufteilen, ein höheres und ein niederes, befinden sich auf dem Weg des Irrtums.

Diejenigen, die die Existenz eines göttlichen *Ichs* bejahen, vergöttern Satan.

Der individuelle Geist existiert nicht. Es gibt nur den universalen Geist des Lebens.

Der unsterbliche Funke eines jeden Menschen ist das Sein, ist der universale Geist, ewig und voll höchster Glückseligkeit.

Das Infrabewusstsein

Infrabewusstes Hellsehen ist gemeinhin als Albträume bekannt. Es gibt die Trunkenheit des Schlafes und den hypnischen Dämmerzustand.

Die Schlaftrunkenheit hält immer länger an. Der hypnische Dämmerungszustand ist kürzer. Im Zustand der Schlaftrunkenheit ist die Hirnrinde in erheblichem Maße beteiligt, nicht als Ursache, sondern als Vehikel des sogenannten Traumbewusstseins, dessen Reflexhandlungen verschiedene Varianten des Somnambulismus sind.

Im hypnischen Dämmerungszustand gibt es eine intensive Tätigkeit des Mittelhirns, nicht als Ursache, sondern als Auswirkung bestimmter Kurzschlüsse der psychisch-infrabewussten Ströme. Dadurch entstehen psychische Effekte und automatische, oft kriminelle Handlungen.

Im Zustand der Schlaftrunkenheit kommt es in der Folge zu einer lakunären Amnesie mit unterschiedlichen Graden und Abstufungen.

Im hypnischen Dämmerzustand gibt es kein Gefühl der Amnesie wegen der eindeutig automatischen Handlung. Der Faktor, der beiden Phänomenen psychischen Ursprungs gemeinsam ist, ist die Hemmung des normalen Bewusstseins durch den natürlichen Prozess des Schlafes.

Wir erwähnen nun einen von Swartzer zitierten Fall von infrabewusstem Hellsehen:

„Eine Frau in Pesth träumte, dass sie von einem Hund gejagt wurde und versuchte, ihn mit einem Stein zu verjagen. Sie erwachte durch diesen Albtraum, nahm ihre kleine Tochter, die neben ihr schlief, und warf sie wie einen Stein gegen die Wand, um den wütenden Hund zu erschrecken."

Schauen wir uns einen weiteren Fall von infrabewusstem Hellsehen an, der von Kraft-Ebing zitiert wird:

„Ein Wächter hörte mitten in der Nacht aus einem Haus den Schrei ›Rettet meine Kinder‹; er trat ein und fand eine Mutter in Nachtkleidung, in einem Zustand äußerster Aufregung und Unruhe.

Im ganzen Raum herrschte das größte Chaos. Zwei Kinder hockten in einer Ecke. Die Frau schrie unaufhörlich: ›Wo ist mein kleiner Sohn? Hast du ihn gefangen? Ich muss ihn aus dem Fenster geworfen haben ...‹

Die unglückliche Frau hatte ihren Sohn durch das Fenster auf die Straße geworfen, ohne das Fenster zu öffnen. Sie hatte geträumt, dass ihre Kinder riefen, das Haus würde brennen, und in der Geistesverwirrung des Aufwachens hatte sie ihren Sohn aus dem Fenster geworfen, um ihn vor dem Feuer zu schützen." (Bucknill & Tuke, Lerb, 1862. Seite 213).

Auf Seite 203 des Buches von Dr. Diaz Padron und Dr. E. C. Henriquez wir haben einen weiteren Fall von infrabewusster Hellsichtigkeit gefunden:

„Ein Mann, der allein in seiner Wohnung war, träumte von Banditen, die das Haus überfielen. Ein sehr lautes Klopfen war an der Tür, die zum Treppenhaus führte, zu hören. Der Mieter stand mit einem Revolver in der Hand auf, öffnete die Tür und feuerte, ohne zu schauen oder zu zielen. Der Schuss tötete (oder verwundete) einen Jungen, der ihm ein dringendes Telegramm brachte. Es war spät in der Nacht.

Der Mörder erkannte, als er den Zusteller fallen sah, dass er einen Unschuldigen verletzt hatte. In diesem Moment wachte er vollständig auf."

Diese Albträume und schlechten Träume sind Phänomene des infrabewussten Hellsehens, die falsche Einschätzungen hervorrufen können, deren Ergebnis zu einem Verbrechen führen kann.

Wenn der Hellseher ein neurasthenischer Okkultist oder Esoteriker ist, dann kann er zu einem vorsätzlichen und heimtückischen Attentäter werden.

Ein okkultistischer Student neurasthenischer Prägung träumte von einem Mitbürger und sah mit seiner infrabewussten Hellsichtigkeit, wie der Bürger ihn mit Zauberei und schwarzer Magie quälte.

Einige Tage später beschimpfte der Neurastheniker den verdutzten und erstaunten Bürger und bedrohte ihn mit dem Tod. Diese Art von infrabewussten Visionen über Vorsatz, Verleumdung und Verrat ist bei einigen okkultistischen Studenten, Spiritualisten usw. sehr verbreitet.

Die falsche mentale Einschätzung des infrabewussten Hellsehers, Esoterikers oder Spiritualisten ist auf Fanatismus und Unwissenheit zurückzuführen.

Die psychischen Störungen der unwissenden Fanatiker sind auf die abergläubische Angst vor Suggestion zurückzuführen, und auch auf die niederen aggressiven Instinkte des psycho-biotypologischen *Ichs*.

Im Menschen gibt es ein Infrabewusstsein. In der Natur gibt es ein Infrabewusstsein. Im Infrabewusstsein der Natur sind die finsteren Erinnerungen an die gesamte Geschichte der Erde und ihrer Rassen abgelegt.

Im Infrabewusstsein der Natur leben die vorsintflutlichen Ungeheuer. Das sind die Geister der Vergangenheit, die Gespenster der Albträume.

Das infrabewusste Hellsehen nimmt nur die höhlenartigen Erinnerungen an die Vergangenheit und die düsteren Schöpfungen der infrabewussten Unterwelt von Mensch und Tier wahr.

Im Infrabewusstsein der Natur gibt es nur die Finsternis.

Jeder Mensch hat einen Doppelgänger, ein Gegenstück, das im Infrabewusstsein der Natur lebt. Dem Buddha steht sein Bruder und Feind Devahdet gegenüber, der König der Hölle. Anael, dem Engel der Liebe, steht Lilith, die Antithese der Liebe gegenüber.

Ein infrabewusster Hellseher kann den Doppelgänger von jemandem sehen und daraus Fehleinschätzungen ableiten, deren Endergebnis Verleumdung, Mord usw. ist.

Das Infrabewusstsein ist ein finsteres Überbleibsel aus einer fernen Vergangenheit. Der Sado-Masochist ist der sexuelle Perverse, der Frauen aus rein sexuellem Vergnügen ermorden kann. Die sexuelle Perversion ist infrabewusst. Die infrabewussten Werte des psychologischen *Ichs* stellen die tiefsten animalischen Tiefen des Menschen dar.

Die sexuelle Perversion eines sadistisch-masochistischen, tyrannischen, zwanghaft-impulsiven Typs ist die konkrete Manifestation von infrabewussten Werten.

Diese Art von Werten entsteht im Kopf und lässt den Menschen in die Verbrechen der Homosexualität, der Vergewaltigung, der Gewalt, des Missbrauchs von Minderjährigen usw. verfallen.

Manchmal wird der sexuell Perverse mystisch, ignorant, scheinheilig, usw.

Wir kannten den Fall eines mystischen sexuellen Perversen, der an Mädchen im Alter von sechs bis sieben Jahren Münzen verschenkte, angeblich für Süßigkeiten. So hat er sich bei ihnen eingeschmeichelt, bis sie etwas älter waren. Dann verführte er sie sexuell und verheiratete sie schließlich mit anderen Männern, um Konflikte und Ärger zu vermeiden. Dieser Lustmolch war dennoch ein mystischer Spiritualist. Er lächelte immer voller Liebenswürdigkeit und war der Hierarch einer spiritualistischen Gesellschaft.

Die sexuelle Perversion des Infrabewusstseins versetzt Lustmolche manchmal in den Zustand der zwanghaften Psychoneurose, die sie zu den schrecklichsten Verbrechen führt, die in den Polizeichroniken verzeichnet sind.

Die infrabewusste sexuelle Perversion hat zwei klar definierte Pole. Gehirn und Sexualität. Diebe sind positiv. Prostituierte sind negativ. Dies sind die beiden Pole des menschlichen Infrabewusstseins. Man beachte die innige psychische Verwandtschaft, die zwischen Prostituierten und Dieben besteht.

Diese beiden Pole des menschlichen Infrabewusstseins leben in einem ewigen Kampf in jedem Individuum. Im vorhergehenden Beispiel des in diesem Kapitel zitierten spiritistischen Lustmolchs sehen wir deutlich den Kampf des Infrabewusstseins.

Das Gehirn des Lustmolchs hat sich bei den Mädchen mit Münzen für ihre Süßigkeiten eingeschmeichelt und wartete darauf, dass sie ein wenig größer wurden.

Die Sexualität vergewaltigt und vollendet das Verbrechen der Verführung. Das Gehirn des Lustmolchs projiziert, plant und verheiratet sie dann, um Konflikte zu vermeiden. Das ist der Kampf zwischen Gehirn und Sexualität.

Oftmals betrügt das Infrabewusstsein eine tugendhafte Ehefrau und bringt sie dazu, Ehebruch zu begehen.

In den Bordellen leben Prostituierte, die einst wunderbare Ehefrauen waren. Wenn sich die sexuelle Perversion einer Hure in ihrem von der Lust erschöpften Gehirn polarisiert, dann begeht sie schreckliche Verbrechen, die sie ins Gefängnis bringen.

Im Gefängnis fühlen sich diese Unglücklichen als Opfer menschlicher Ungerechtigkeit, sie halten sich für unschuldig.

Diese armen Frauen sind tatsächlich Opfer einer Energie, die sie nicht kennen. Niemand hat diese unglücklichen Frauen je geheilt, kein Psychiater hat ihnen den Gebrauch und den Umgang mit der sexuellen Energie beigebracht.

Sie kennen die großen Geheimnisse der Sexualität nicht. Sie sind Opfer einer Gesellschaft, die sie verachtet und elendig erniedrigt, nachdem sie sie pervertiert hat. Die Gesellschaft korrumpiert die unglücklichen Töchter des Schmerzes und sperrt sie dann in schrecklichen Anstalten und in Gefängnissen ein, wo sie nur noch weiter pervertiert werden.

Der Infrabewusste darf nicht in ein Gefängnis eingesperrt werden.

Der Verbrecher bessert sich nicht im Gefängnis. Das Gefängnissystem hat sich als kompletter Fehlschlag erwiesen.

Im Gefängnis multiplizieren Kriminelle ihren Hass und ihre Ressentiments gegen die Gesellschaft.

Das sexuelle Problem der Gefängnisse, die Homosexualität und alle Arten von ekelhaften, unnatürlichen Lastern, beweisen bis zum Überdruss, dass der Infrabewusste nicht in ein Gefängnis eingesperrt werden soll.

Die größte Sünde ist die Unwissenheit.

Nur mit kluger pädagogischer Psychotherapie kann eine Besserung von Straftätern erreicht werden. Die pädagogische Behandlung würde die Gefängnisse in echte Erziehungsanstalten verwandeln.

Es sollte keine Gefängnisse geben. Es sollte nur Erziehungsanstalten, landwirtschaftliche Betriebe, Industriewerkstätten usw. geben, wo Verbrecher mit pädagogischer Psychotherapie geheilt werden können.

Die Verurteilten sollten mit unendlicher Liebe und Barmherzigkeit behandelt werden.

Das Unterbewusstsein

Bei der Analyse der Psychogenese einer Straftat, für die eine bestimmte Person strafrechtlich belangt wurde, müssen Faktoren des Unterbewusstseins berücksichtigt werden.

Diese Faktoren kann man auf drei Typen reduzieren: Genotyp, Phänotyp, Paratyp: (Vererbung, Erziehung und Lebensumstände). Aus der perfekten Balance zwischen diesen drei Faktoren ergibt sich dann das Sozialverhalten des Individuums.

Wenn bei diesen drei Faktoren ein Ungleichgewicht besteht, dann ist das Ergebnis Kriminalität. Diese drei Faktoren können positiv oder negativ sein. Sie sind positiv, wenn sie zu richtigem Denken, richtigem Fühlen und richtigem Handeln führen.

Sie sind negativ, wenn sie zu kriminellem Denken, kriminellem Fühlen, kriminellen Taten führen.

Betrachten wir die drei Faktoren getrennt.

Vererbung

Die Vererbung ist das Vehikel des Karma, der Nemesis oder des Gesetzes des Schicksals. Hier geht es nicht darum, zu glauben oder nicht zu glauben, es geht darum, die verschiedenen Hintergründe des Verstandes zu analysieren und gründlich zu erforschen.

Die Frage, ob man glaubt oder nicht glaubt, ist typisch für unwissende Menschen. Wir sind mathematisch in der wissenschaftlichen Forschung, und anspruchsvoll in der Analyse und in der Äußerung.

Der Tod ist das Ergebnis einer Rechnung. Wenn die Rechenoperation beendet ist, bleiben nur die Werte übrig, die weiter bestehen. Diese Werte bilden das psychologische *Ich*, das *mich selbst*, das *Ego*, das sich reinkarniert, um seine frustrierten Wünsche zu befriedigen und mit einer anderen Persönlichkeit weiterzumachen.

Das *Ich* ist eine Ansammlung von Erinnerungen, Leidenschaften, Begierden, Hass, Gewalt, Lüsternheit, Habgier, usw., usw. Das *Ich* sind die Werte.

Diese energetischen Werte existieren vor der Urkeimzelle. Wenn wir alle intra- und interatomaren Zustände der Urkeimzelle untersuchen, finden wir nur Elektrizität und Magnetismus. Wir stellen kein Dogma auf.

Machen wir einen Test, bringen wir die Urkeimzelle in ein Labor der Atomphysik. Wenn wir das Atom der Urkeimzelle zerteilen, setzen wir Energie frei, denn nach der Atomphysik ist jedes Atom eine bestimmte Menge von Energien.

Wenn ein hellsichtiger Wissenschaftler dann diese aus dem Atom der Urkeimzelle befreiten Energien analysieren würde, würde er das reinkarnierende *Ich* finden. (Die Werte).

Die Existenz beginnt in der Zelle, die in den Hoden und der Prostata des Mannes gebildet wird und die dann beim Eintritt in die weibliche Eizelle geköpft wird.

Die Faktoren der Vererbung liegen in den Genen. Das Wort „Gen" kommt von derselben griechischen Wurzel, aus der auch die Wörter „Genesis", „generieren" usw. hervorgehen.

Diese Gene befinden sich innerhalb einer Art Stäbchen, die Chromosomen genannt werden. In den Genen ist das väterliche und mütterliche Erbe.

Das Erbe ist das Vehikel der grausamen Nemesis des Lebens.

Das Erbe ist das Ergebnis des Karma (Gesetz von Ursache und Wirkung. Nemesis).

Nach dem Maß, mit dem ihr messt und zuteilt, wird euch zugeteilt werden. (Matthäus: 7:2)

„Aus einer Ursache entsteht eine Wirkung." Das ist das Gesetz.

In dem Erbe tragen wir das Ergebnis unserer schlechten Handlungen. Axiomatisch gesprochen sagen wir: „Schlechte Handlungen sind das *causa causorum* des Erbes.

Dieses Axiom wird nur verstanden, wenn wir das Gesetz der Reinkarnation und Nemesis (Karma) verstehen.

Die Werte eines Mannes, der ein Künstler war, können in einer Künstlerfamilie wiedergeboren werden, die ihm das nötige Erbe gibt. Eine Summe von mystischen Werten wird unter frommen Menschen wiedergeboren werden.

Die Werte eines Lüstlings könnten in einer zügellosen Familie und die eines Mörders unter Mördern und Dieben wiedergeboren werden. Es gab auch schon oft Fälle von Heiligen unter Banditen und umgekehrt. Das ist das Gesetz des Schicksals, das Rechnungen begleicht.

In unserem Unterbewusstsein tragen wir alle dieses Erbe. Die Erbanlagen verraten uns oft.

Erziehung

Schauen wir uns nun die Erziehung an. Dieser zweite Faktor des Unterbewusstseins ist äußerst wichtig.

Erziehung beginnt zu Hause. Das Kind lernt mehr durch das Beispiel als durch Vorschriften.

In modernen Familien ist das Kind Zeuge vom Ehebruch seiner Eltern.

Das Kind ist Augenzeuge der Wut, Gier und Lüsternheit derer, die ihm das Leben geschenkt haben.

Das Kind in der Familie sieht erstaunt die Pistole oder Flinte des Vaters und die Zeitschriften oder die Geschichten von Mördern und Dieben.

Das Kind geht ins Kino, wo es Spaß an Schießereien, Detektiven, Straßenräubern und Bankräubern hat. An Heiligabend oder zum Fest der Heiligen Drei Könige erhält das Kind als Geschenk Kanonen, Revolver und Spielzeugpistolen, um Räuber und Gendarm zu spielen.

All das wird im Unterbewusstsein des Kindes gespeichert.

Seine eigenen Eltern vergiften es langsam mit dem tödlichen Gift des Verbrechens.

Die Zeit vergeht, das Kind wächst, und die kriminellen Ideen, die im Unterbewusstsein abgelegt sind, entwickeln und entfalten sich, obwohl der vitale bewusste Teil alles ignoriert, was in den tiefen Regionen des Unterbewusstseins geschieht. Eines Tages ist die Frucht reif, und die Ernte ist das Verbrechen.

Alles, was man im Unterbewusstsein sät, kommt mit der Zeit an die Oberfläche des Verstandes. Die situationsbedingte Reaktion eines Mörders, der nie töten wollte, ist das fatale Ergebnis von allem, was er als Kind gelernt hat.

Der neue Gangster, der Räuber, der neue Dieb, der einst ein aufrechter Bürger war, ist das Ergebnis einer falschen Erziehung.

Pornografische Romane und erotische Filme führen zu Prostitution, Verführung, gewaltsamer Entführung und Gewalt, usw., usw.

Schauspieler und Schriftsteller von Pornografie vergiften das Unterbewusstsein von Kindern und Erwachsenen.

Es ist an der Zeit, die moralische Korruption der Prostituierten der Intelligenz zu bekämpfen.

In der Schule lernt das Kind etwas über die blutige Geschichte, die sich im Unterbewusstsein einprägt, List, Bosheit, Misstrauen usw. All das wird im Unterbewusstsein gespeichert. Und die fatale Folge ist Kriminalität.

Lebensumstände

Studieren wir nun die Lebensumstände: Bestimmte kritische Lebensumstände beeinflussen das Unterbewusstsein und provozieren kriminelle Reaktionen.

Objektive Lebensumstände verbinden sich im Unterbewusstsein mit ähnlichen Umständen, um die Tat zu provozieren.

Objektive und subjektive Bilder werden für das Verbrechen kombiniert. Ein Beispiel: Ein arbeitsloser Mann voller Hunger und Elend erinnert sich daran, seinen Vater in seiner Kindheit in der gleichen Krise gesehen zu haben.

Er erinnerte sich, dass sein Vater eine Person auf der Straße überfiel, um sie auszurauben. Er erinnert sich an das gute Essen, das nach dem Überfall in seinem Haus serviert wurde, usw. So verbinden sich die kritischen Lebensumstände, in denen der Mann ohne Arbeit ist, und die subjektiven Lebensumstände der Erinnerung, um das Verbrechen zu provozieren.

Die drei Faktoren Genotyp, Phänotyp und Paratyp sind die Psychogenese jeder kriminellen Handlung.

Nur mit einer ganzheitlichen Bildung kann das Verbrechen im Keim ausgerottet werden.

Nur mit einer ganzheitlichen Bildung können wir selbstbestimmt leben.

Nur mit einem würdigen Vorbild können wir der sozialen Kriminalität ein Ende setzen.

Der unterbewusste Hellseher nimmt nur die Geschichte der Menschheit durch die Jahrhunderte wahr. Im Unterbewusstsein leben die Erinnerungen all unserer vergangenen Reinkarnationen. Oft verfällt ein Hellseher, der im Unterbewusstsein eine Erinnerung gesehen hat, der Kriminalität. So kann es zum Beispiel sein, dass ein Hellseher seine tugendhafte und treue Ehefrau beim Ehebruch sieht. Der Hellsichtige ist sich seiner Vision sicher, er weiß, dass das Wort Halluzination von Unwissenden erfunden wurde, um ihre eigene Unwissenheit zu verschleiern. Er weiß, dass die Vision existiert.

Wenn der Hellsichtige ein ungebildeter Mensch ohne jegliche intellektuelle Disziplin ist, wird er entsprechend seines psycho-biotypologischen *Ichs* reagieren.

Ein Neurastheniker wird die Frau abscheulich ermorden, nachdem er sie verleumdet und gekränkt hat. Ein Paranoiker wird mental ein schlaues Verbrechen planen. Ein Epileptoider wird sofort mit einem explosiven Ausbruch brutaler Wut reagieren. Diese Wut wird ihn, nachdem er die phänotypische Struktur der persönlichen Kontrolle, die durch soziale Gewohnheiten und Erziehung geschaffen wurde, durchbrochen hat, zum Mord an seiner tugendhaften und treuen Frau führen.

Ein Oligophrener könnte ein abscheuliches und grausames Verbrechen begehen, indem er seine treue Frau ermordet. Ein Schizophrener würde sie sofort verlassen. Ein Sado-Masochist würde sie während des Geschlechtsaktes ermorden, oder danach. Dies sind die Gefahren des unterbewussten Hellsehens. Der Hellsichtige zweifelt nicht an der Vision. Er weiß, dass das keine Halluzination ist.

Wenn der unterbewusste Hellseher nicht Psychiatrie, Theosophie, Psychologie, Rosenkreuzertum usw. studiert, kann er in die abscheulichsten Verbrechen verfallen. Die treue Ehefrau unseres Beispiels könnte in einer vergangenen Reinkarnation eine Ehebrecherin gewesen sein, und der Hellsichtige ohne Disziplin oder intellektuelle Bildung, weiß nicht, was Vergangenheit und was Unterbewusstsein sind. Das Ergebnis seiner Unwissenheit und mangelnden Bildung ist Kriminalität, öffentliche Verleumdung usw., usw.

In vielen spiritistischen Schulen häuten die unbewussten Hellseher ihre Nächsten bei lebendigem Leibe, sie verleumden die Unschuldigen, beschuldigen sie der Hexerei, Zauberei, schwarzen Magie, des Ehebruchs, Diebstahls, Betrugs usw. Keiner entkommt ihnen, alle werden verleumdet. Es ist merkwürdig zu sehen, wie diese hochmütigen Unwissenden, die sich rühmen weise zu sein, Schandtaten prophezeien, ihre Nachbarn quälen, gute Bürger anklagen, weil sie sie in vergangenen Leben Fehler begehen sahen, zu denen sie heute nicht fähig wären. Das Strafgesetzbuch ist auch für verleumderische Hellseher.

Ständig hören wir von diesen Hellsehern Sätze wie diesen: Herr Soundso ist ein schwarzer Magier und er setzt sie gegen mich ein. Frau Soundso begeht Ehebruch mit dem Herrn Soundso, auch wenn die verleumdete Frau eine Heilige ist. Nichts wird von diesen unwissenden Hellsehern respektiert. Wir können jedoch nicht die Hellsichtigkeit verantwortlich machen. Eigentlich ist der sechste Sinn so natürlich und normal wie Sehen, Hören, Riechen, Schmecken, Tasten.

Die Schuld für diese Fehler liegt nicht in der Hellseherei. Die Ursache all dieser Fehler ist der Mangel an intellektueller Bildung und dem Respekt anderen gegenüber.

Im Unterbewusstsein leben die Erinnerungen an all die Fehler, die wir in den früheren Reinkarnationen begangen haben. Der Hellsichtige ohne Bildung sieht all diese Fehler der Vergangenheit und ist dann verwirrt und verleumdet gerechte und ehrliche Menschen.

Der gebildete Hellseher, der intellektuelle Hellseher, der Psychiatrie, Psychologie, Theosophie, Rosenkreuzertum etc. studiert hat, verfällt nicht in solche Fehler, weil er intellektuelle Disziplin hat. Der gebildete, respektvolle und intellektuell diszipliniert Hellseher verfügt über einen erleuchteten Intellekt und weiß, wie man im Unterbewusstsein der Natur liest, bei vollem Bewusstsein.

Er ist in der Lage, rückblickend die gesamte Geschichte der Erde und ihrer Rassen zu studieren. Er ist ein erleuchteter Hellseher.

Das Überbewusstsein

Die höchste Form der Hellsichtigkeit, die im Universum existiert, ist das Bewusstsein. Alle Avatare oder Botschafter der höheren Welten waren überbewusste Hellsichtige.

Hermes Trismegistos, Rama, Krishna, Buddha, Jesus Christus, usw. waren überbewusste Wesen, Botschafter der höheren Welten, Initiatoren neuer Zeitalter der historischen Evolution.

Vorstellungskraft, Inspiration und Intuition sind die drei obligatorischen Pfade der Einweihung. Wir werden jede dieser drei Stufen einzeln untersuchen.

Beginnen wir mit der Vorstellungskraft:

Vorstellungskraft

Sich etwas vorzustellen, bedeutet für den Weisen, es zu sehen. Die Vorstellungskraft ist das Transluzente der Seele. Es ist wichtig zu lernen, den Gedanken auf eine einzige Sache zu konzentrieren. Wer lernt, nur an eine einzige Sache zu denken, schafft damit Wunder.

Ein Schüler, der das imaginative Wissen erreichen möchte, muss lernen, sich zu konzentrieren und tief zu meditieren. Die beste Übung, um das imaginative Wissen zu erreichen, ist die folgende: Vor einer Pflanze sitzend konzentrieren wir uns auf diese, bis wir alles andere vergessen.

Dann schließen wir die Augen und schlafen ein, wobei wir in unserer Vorstellung die Form und Gestalt der Pflanze, ihre Struktur, ihren Duft und ihre Farbe bewahren. Der Schüler muss während dieser Übungen den Schlaf hervorrufen.

Der schlafende Schüler meditiere tief über die innere Beschaffenheit der Pflanze.

Der Schüler stelle sich die lebendigen Zellen der Pflanze vor. Die Pflanzenzelle besteht aus Protoplasma, Membran und Zellkern. Das Protoplasma ist eine zähflüssige, elastische und durchsichtige Substanz, sehr ähnlich dem Eiweiß (Albumine).

Der schlafende Schüler soll über die vier grundlegenden Elemente des Protoplasma der pflanzlichen Zelle reflektieren. Diese vier Elemente sind: Kohlenstoff, Sauerstoff, Wasserstoff und Stickstoff. Die Membran ist eine wunderbare farblose Substanz, die im Wasser vollkommen unlöslich ist. Diese Substanz ist die berühmte Zellulose.

Der konzentrierte Schüler stelle sich den Zellkern als ein kleines Teilchen vor, in dem das große universale Leben pulsiert. Innerhalb des Zellkerns befinden sich die Chromatinfäden, die Zellflüssigkeit und die von der Kernmembran eingehüllten Kernkörperchen. Die Kernkörperchen sind infinitesimale Teilchen voller Glanz und Schönheit, Überbleibsel aus den unaufhörlichen Reaktionen des pflanzlichen Organismus.

Der konzentrierte Schüler soll sich mit logischer Präzision all diese mineralischen Substanzen und organischen Verbindungen vorstellen, die sich auf harmonische Weise im zellulären Protoplasma der Pflanze entwickeln. Man denke an die Stärkekörner und an das wunderbare Chlorophyll, ohne das keine perfekte organische Synthese möglich wäre. Das Chlorophyll zeigt sich in körniger Form (Chloroleuciten) und in einer sehr schönen gelben Farbe (Xanthophylle). Letztere nimmt unter den Strahlen der Sonne das prächtige Grün der Pflanze an.

Jede Pflanze stellt eine perfekte zelluläre Gemeinschaft von unschätzbarer Vollkommenheit dar. Der Schüler soll über die Vollkommenheit der Pflanze und über all ihre wissenschaftlichen Prozesse meditieren, erfüllt von einer mystischen Glückseligkeit und verzaubert von so viel Schönheit. Der Mystiker begeistert sich, indem er sich alle Phänomene der Ernährung, der Verbindungen und der Reproduktion jeder einzelnen Pflanzenzelle vergegenwärtigt. Betrachten wir den Kelch der Blume; dort befinden sich ihre Sexualorgane, dort befindet sich der Pollen, das männliche Element der Fortpflanzung. Dort befindet sich der Stempel oder Gynoeceum, das wertvolle weibliche Organ mit seinem Fruchtknoten, seinem Griffel und seiner Narbe. Der Fruchtknoten ist ein mit wundervollen Eizellen angefüllter Beutel. Beim Stempel können die Staubblätter verschiedene Positionen einnehmen, unterhalb des Fruchtknotens, um den Fruchtknoten herum oder oberhalb davon.

Die Befruchtung vollzieht sich mithilfe der weiblichen Geschlechtszelle und der männlichen Keimzellen. Der Pollen, die männliche Keimzelle, erreicht nach dem Austritt aus dem Staubbeutel den Fruchtknoten der Pflanze, wo er sehnsüchtig von der Eizelle, der weiblichen Geschlechtszelle, erwartet wird. Der Samen ist die wertvolle und zauberhafte Eizelle, die sich nach ihrer Befruchtung verwandelt und heranwächst. Der Schüler vergegenwärtige nun in seiner Meditation den Moment, indem ein zarter Spross entsteht.

Er stelle sich vor, wie er langsam wächst, bis er mit seiner Vorstellungskraft sieht, wie Zweige, Blätter und Blüten wachsen.

Erinnert euch daran, dass alles, was geboren wird, sterben muss. Stellt euch nun den Sterbeprozess der Pflanze vor. Ihre Blüten welken, ihre Blätter vertrocknen und der Wind trägt sie davon; und am Ende bleiben nur noch einige trockene Hölzer übrig.

Dieser Prozess des Geborenwerdens und des Sterbens ist wundervoll. Wenn man über diesen gesamten Prozess des Geborenwerdens und des Sterbens einer Pflanze meditiert, wenn man hierbei eine perfekte Konzentration und einen tiefen Schlaf erreicht, dann drehen sich die Chakren des Astralkörpers, sie entwickeln und entfalten sich.

Die Meditation muss korrekt sein. Der Verstand muss genau sein. Man braucht das logische Denken und ein genaues

Vorgehen, damit sich die inneren Sinne absolut perfekt entwickeln. Jede Unstimmigkeit, jeder Mangel an Logik oder Gleichgewicht blockiert und schadet der Evolution und der Weiterentwicklung der Chakren, Scheiben oder Lotusblüten des Astralkörpers.

Der Schüler braucht viel Geduld, denn jeder Akt der Ungeduld führt zum Misserfolg. Der Schüler braucht viel Geduld, Willenskraft, Hartnäckigkeit und einen absolut bewussten Glauben. Eines Tages taucht im Schlaf, während der Meditation, ein fernes Bild auf, eine Landschaft der Natur, ein Gesicht, usw. Dies ist das Zeichen, dass er Fortschritte macht.

Der Schüler steigt nach und nach zur imaginativen Erkenntnis auf. Der Schüler lüftet nach und nach den Schleier der Isis. Eines Tages verschwindet die Pflanze, über die er meditiert und dann sieht er ein schönes Kind, welches den Platz der Pflanze einnimmt. Dieses Kind ist das Elementarwesen der Pflanze. Die Seele der Pflanze. Später, während des Schlafes, erwacht sein Bewusstsein und dann kann er sagen: „Ich befinde mich im Astralkörper."

Das Bewusstsein erwacht nach und nach. Durch diesen Weg erreicht der Schüler den Moment, an dem er das fortdauernde Bewusstsein erlangt.

Wenn sich der Schüler eines fortdauernden Bewusstseins erfreut, träumt er nicht mehr, er kann nicht mehr träumen, denn sein Bewusstsein ist erwacht. Auch wenn sein Körper schläft, bewegt er sich nun bewusst in den höheren Welten.

Die exakte Meditation weckt die inneren Sinne und bewirkt eine totale Transformation der inneren Körper. Wer das Bewusstsein erweckt, hat die imaginative Erkenntnis erreicht. Er bewegt sich in einer Welt der symbolischen Bilder.

Jene Symbole, die er vorher im Traum sah, sieht er nun, ohne zu träumen; vorher sah er sie mit schlafendem Bewusstsein, jetzt bewegt er sich unter ihnen mit wachem Bewusstsein, auch wenn sein Körper tief schläft. Wenn er die imaginative Erkenntnis erreicht, sieht der Schüler die Symbole, versteht sie jedoch nicht. Er versteht, dass die gesamte Natur eine lebendige Schrift ist, die er nicht kennt. Er muss zur inspirierten Erkenntnis aufsteigen, um die heiligen Symbole der großen Natur zu interpretieren.

Studieren wir nun die Inspiration.

Inspiration

Die inspirierte Erkenntnis verleiht uns die Macht, die Symbole der großen Natur zu interpretieren. Die Interpretation der Symbole ist sehr heikel. Viele Hellsichtige wurden zu Mördern oder begingen das Vergehen der öffentlichen Verleumdung, weil sie es nicht verstanden, die Symbole zu interpretieren. Die Symbole müssen nüchtern und ohne Aberglaube, Bosheit, Misstrauen, Hochmut, Eitelkeit, Fanatismus, Vorurteile, vorgefasste Meinungen, Hass, Neid, Habgier, Eifersucht, usw. analysiert werden. Alle Defekte sind das *Ich*, das *mich selbst*, das reinkarnierende *Ego*. Wenn sich das *Ich* einmischt, indem es übersetzt, Symbole interpretiert, dann verändert es die Bedeutung der geheimen Schrift und der Hellsichtige verfällt in das Vergehen, das ihn ins Gefängnis bringen kann. Die Interpretation muss außerordentlich analytisch, hochgradig wissenschaftlich und essenziell mystisch sein.

Man muss lernen, in Abwesenheit des *Ich*, des *mich selbst*, zu sehen und zu interpretieren. Vielen Mystikern mag es seltsam vorkommen, dass wir, die Brüder der universalen gnostischen Bewegung, von der göttlichen Hellsichtigkeit sprechen, mit dem Strafgesetzbuch in der Hand.

Diejenigen, die so denken, halten die Spiritualität für etwas, das in keinem Zusammenhang zum täglichen Leben steht. Diese Personen gehen fehl, sie irren sich, sie verkennen, dass jede Seele in den höheren Welten das genaue Resultat des täglichen Lebens ist, welches wir alle in diesem Tal der Tränen führen.

Wenn unsere Worte, Gedanken und Handlungen nicht gerecht sind, dann erscheint das Resultat in den höheren Welten, und das Gesetz bricht über uns herein. Gesetz ist Gesetz, die Unkenntnis des Gesetzes schützt nicht vor den Folgen. Die größte Sünde ist die Unwissenheit. Den Unwissenden zu lehren ist ein Werk der Barmherzigkeit. Auf den Hellsichtigen lastet die gesamte schreckliche Verantwortung des Gesetzes. Man muss es verstehen, die Symbole der großen Natur in absoluter Abwesenheit des *Ichs* zu interpretieren. Indes muss man die Selbstkritik vervielfachen, denn wenn das *Ich* des Hellsichtigen glaubt, es wisse viel, dann hält es sich selbst für unfehlbar, allwissend, weise, und nimmt sogar an, es interpretiere in Abwesenheit des *Ichs*.

Diese Art von Hellsichtigen stärkt das *Ich* so sehr, dass sie sich in schrecklich perverse Dämonen verwandeln. Wenn ein Hellsichtiger dieser Art seinen eigenen inneren Gott sieht, so deutet er die Vision nach seinem finsteren Kriterium und ruft aus: „Es steht sehr gut um mich."

Man muss es zu interpretieren verstehen, und sich dabei auf das Gesetz der philosophischen Analogien, das Gesetz der Entsprechungen und der numerischen Kabbala, stützen. Wir empfehlen „Die mystische Kabbala" von Dion Fortune. Dieses Buch ist wundervoll, studiert es.

Derjenige, der Hassgefühle, Ressentiments, Eifersucht, Neid, Stolz, usw., in sich trägt, schafft es nicht, bis zur zweiten Stufe emporzusteigen, die die inspirierte Erkenntnis genannt wird. Wenn wir die inspirierte Erkenntnis erreichen, dann begreifen und verstehen wir, dass eine zufällige Anhäufung von Objekten nicht existiert. In der Tat sind alle Phänomene der Natur und alle Objekte innerlich organisch miteinander verbunden; sie hängen innerlich voneinander ab und bedingen sich gegenseitig. Es kann in der Tat kein Phänomen der Natur vollständig verstanden werden, wenn man es isoliert betrachtet. Alles ist in unaufhörlicher Bewegung, alles verändert sich, nichts steht still. In jedem Objekt existiert der innere Kampf. Ein Objekt ist positiv und negativ zugleich.

Die Quantität verwandelt sich in Qualität. Die Evolution ist ein Prozess der zunehmenden Komplexität der Energie. Die inspirierte Erkenntnis erlaubt uns, die Beziehung zwischen allem, was ist, was war und was sein wird, kennenzulernen. Die Materie ist nichts weiter als verdichtete Energie. Die unendlichen Modifikationen der Energie sind sowohl dem historischen Materialismus als auch dem dialektischen Materialismus absolut unbekannt.

Energie entspricht Masse mal Lichtgeschwindigkeit zum Quadrat. Wir Gnostiker distanzieren uns vom Kampf der Antithesen, der zwischen der Metaphysik und dem dialektischen Materialismus existiert. Dies sind die beiden Pole der Unwissenheit, die beiden Antithesen des Irrtums.

Wir gehen einen anderen Weg. Wir sind Gnostiker. Wir betrachten das Leben als vollständiges Ganzes.

Das Objekt ist ein Punkt im Weltraum, das als Vehikel für bestimmte Mengen von Werten dient. Die inspirierte Erkenntnis erlaubt uns, die innere Verbindung zwischen allen Formen und Werten der großen Natur zu studieren. Der dialektische Materialismus kennt die Werte nicht, er studiert lediglich das Objekt. Die Metaphysik kennt weder die Werte noch das Objekt. Wir Gnostiker distanzieren uns von den beiden Antithesen der Unwissenheit und studieren den Menschen und die Natur als Gesamtheit. Das Leben ist bestimmte und bestimmende Energie.

Das Leben ist Subjekt und Objekt zugleich. Der Schüler, der die inspirierte Erkenntnis erreichen möchte, muss sich intensiv auf die Musik konzentrieren. Die „Zauberflöte" von Mozart erinnert uns an eine ägyptische Einweihung. Die neun Sinfonien von

Beethoven und viele andere große klassische Kompositionen erheben uns in die höheren Welten.

Der Schüler, der vollkommen auf die Musik konzentriert ist, sollte sich ihr so absolut widmen, wie die Biene dem Honig, dem Produkt ihrer ganzen Arbeit.

Wenn der Schüler bereits die inspirierte Erkenntnis erreicht hat, soll er sich auf die intuitive Erkenntnis vorbereiten.

Intuition

Die Welt der Intuitionen ist die Welt der Mathematik. Der Schüler, der zur Welt der Intuition aufsteigen möchte, muss Mathematiker sein, oder zumindest eine Ahnung von Arithmetik haben.

Die mathematischen Formeln verleihen die intuitive Erkenntnis.

Der Schüler soll sich auf eine mathematische Formel konzentrieren und tief über sie meditieren. Danach soll er den Verstand leeren und darauf warten, dass das innere Sein ihn das inhaltliche Konzept lehrt, welches in der mathematischen Formel eingeschlossen ist. Als zum Beispiel Kepler sein berühmtes Prinzip, dass die Quadrate der Umlaufzeiten der Planeten um die Sonne sich untereinander so verhalten wie die Kubikzahl ihrer Abstände, veröffentlichte, existierte die Formel bereits, sie war im Sonnensystem enthalten, auch wenn die Weisen sie nicht kannten.

Der Schüler kann sich mental auf diese Formel konzentrieren, seinen Verstand leeren, mit leerem Verstand einschlafen und darauf warten, dass sein eigenes inneres Sein ihm die wunderbaren Geheimnisse enthüllt, die in Keplers Formel verborgen sind.

Die Formel von Newton über die universelle Schwerkraft kann uns ebenso dienen, um uns in der Einweihung zu üben.

Diese Formel lautet wie folgt: Die Körper ziehen sich untereinander entsprechend ihrer Masse an und umgekehrt proportional zum Quadrat ihrer Abstände.

Wenn der Schüler hartnäckig und mit größter Geduld übt, wird ihn sein eigenes inneres Sein in der Arbeit unterweisen und anleiten. So wird er zu Füßen des Meisters studieren; er wird zur intuitiven Erkenntnis aufsteigen. Imagination, Inspiration und Intuition sind die drei obligatorischen Wege der Einweihung. Derjenige, der die drei Stufen der direkten Erkenntnis erklommen hat, hat das Überbewusstsein erreicht.

In der Welt der Intuition finden wir nur Allwissenheit. Die Welt der Intuition ist die Welt des Seins, sie ist die Welt des Innersten.

In diese Welt kann das *Ich*, das *mich selbst*, das *Ego*, nicht eintreten.

Die Welt der Intuition ist der universale Geist des Lebens.

Die Welt der imaginativen Erkenntnis ist eine Welt der symbolischen Bilder.

Die Inspiration verleiht uns die Macht, die Symbole zu interpretieren.

In der Welt der Intuition sehen wir das große kosmische Theater und wir sind die Zuschauer.

Wir wohnen dem großen Drama des Lebens bei.

In dieser Welt ist das ganze Drama, das sich in dem kosmischen Schauspiel abspielt, auf gewaltige Rechenoperationen reduziert. Dies ist das Amphitheater der kosmischen Wissenschaft.

Dieses Reich der Mathematik zeigt uns, dass physische Massen existieren, die sich oberhalb und unterhalb der Grenzen der Wahrnehmung der äußeren Sinne befinden. Diese Massen sind unsichtbar; nur mithilfe der Hellsichtigkeit können sie wahrgenommen werden.

Die Materie ist verdichtete Energie. Wenn die Schwingung sehr langsam ist, befindet sich die Masse unterhalb der Grenzen der Wahrnehmung der äußeren Sinne.

Wenn die Schwingung sehr schnell ist, befindet sich die Masse oberhalb der Grenzen der Wahrnehmung der äußeren Sinne. Mit dem Teleskop können wir Welten sehen, deren Grad der Schwingung sich innerhalb der Grenzen der äußeren Wahrnehmung befindet.

Oberhalb und unterhalb der Grenzen der Wahrnehmung der äußeren Sinne existieren Welten, Sonnensysteme und Konstellationen, die mit allen Arten von lebendigen Wesen bevölkert sind.

Die sogenannte Materie ist Energie, die sich zu unendlichen Massen verdichtet.

Die Sinne der äußeren Wahrnehmung können nur sehr wenig wahrnehmen.

Der dialektische Materialismus und die Metaphysik sind heutzutage unzeitgemäß und antiquiert. Wir, die Brüder der gnostischen Bewegung, gehen einen anderen Weg.

Es ist dringend notwendig, dass die Wissenschaftler die Abhandlungen der okkulten Wissenschaft von Dr. Rudolf Steiner studieren, dem großen ungarischen Mediziner, der 1861 geboren wurde. Er war Freund und Schüler von Nietzsche und Ernst Haeckel und Gründer der anthroposophischen Gesellschaft. Es ist unabdingbar, dass die Liebhaber der Wissenschaft gründlich die wunderbare östliche Weisheit erforschen, die wie ein Fluss aus Gold in die unsterblichen Seiten der „Geheimlehre" eingeflossen ist.

Dieses Werk besteht aus vier Bänden und ist ein Monument der archaischen Weisheit.

Die große Meisterin H. P. B. ist die geniale Autorin dieses wertvollen Schatzes der antiken Weisheit.

Diejenigen, die das Überbewusstsein erreichen, verwandeln sich in wahre erleuchtete Hellsichtige. Kein wahrer Hellsichtiger prahlt mit seinen Fähigkeiten.

Kein legitimer Hellsichtiger sagt, dass er hellsichtig ist.

Wenn ein wahrhaftiger Hellsichtiger etwas Wichtiges sieht, gibt er sein Konzept mit höchstem Anstand und Respekt an seinen Nächsten weiter. Niemals sagt er: „Ich sehe."

Er sagt immer: „Wir meinen, wir haben erfahren."

Daher kommt es, dass all jene, die die unaussprechlichen Gipfel des Überbewusstseins erreicht haben, sich durch ihre Ehrenhaftigkeit, ihre Demut und Bescheidenheit auszeichnen. Lest „Kundalini Yoga" von Shivananda. Meditiert über die große universale Bruderschaft. Erforscht die gnostischen Schätze. Diejenigen, die die Höhen des Überbewusstseins erreichen, treten ins Amphitheater der kosmischen Wissenschaft ein.

Der dreifache Weg der Wissenschaft, der Philosophie und der revolutionären kosmischen Mystik führt uns zu den unbeschreiblichen Regionen des großen Lichtes.

Die Gnosis ist höchst wissenschaftlich, höchst philosophisch und transzendental mystisch.

Der Fall Krishnamurti

In jenen Zeiten, als Annie Besant die Präsidentin der Theosophischen Gesellschaft war, gab es einen Konflikt innerhalb dieser wunderbaren Organisation, deren Gründerin die große Eingeweihte Helena Petrowna Blavatsky war.

Das Problem, das aufgetaucht war, war der Fall Krishnamurti.

Frau Besant hob die Hand, um der ganzen Welt zu versichern, dass der indische Junge die lebende Reinkarnation von Jesus Christus sei.

Leadbeater, der große Hellseher und viele andere bedeutende Theosophen stimmten mit Frau Besant völlig überein und schworen, dass der indische Junge der wieder reinkarnierte Jesus Christus war.

Wir erinnern uns noch an die Gründung jenes Ordens, der „Stern des Ostens" genannt wurde und dessen einziger Zweck es war, den Messias zu empfangen. Später löste Krishnamurti selbst ihn auf.

Zu dieser Zeit gab es eine Spaltung innerhalb der Theosophischen Gesellschaft.

Einige behaupteten, Krishnamurti sei der Messias, andere akzeptierten dieses Konzept nicht und traten aus der Theosophischen Gesellschaft aus.

Unter denen, die austraten, war Dr. Rudolf Steiner, ein mächtiger, erleuchteter Hellseher, bedeutender Intellektueller und Gründer der Anthroposophischen Gesellschaft.

Die Arbeit von Steiner ist großartig. Seine Werke sind Quellen des tiefsten Wissens.

Die spanische Gruppe „Marcus Aurelius" trennte sich ebenfalls von der Theosophischen Gesellschaft.

Die Spaltung innerhalb der berühmten Theosophischen Gesellschaft war eine echte Niederlage.

Wir müssen den Fall Krishnamurti analysieren.

Während die einen davon überzeugt sind, dass er die Reinkarnation von Jesus Christus ist, sagen andere, dass er ein Unwissender ist, dass das Einzige, was er weiß, ist, wie man ein Auto fährt und Tennis spielt, usw.

Also, worum geht es? Das Kurioseste und Seltsamste ist, dass die größten Hellseher der Theosophischen Gesellschaft in zwei gegensätzliche Lager gespalten waren. Es stellt sich die absolut logische Frage: Warum haben sich die Hellsichtigen gespalten?

Die Hellseher sahen das innere Sein des indischen Jungen. Warum konnten sie sich also nicht einigen? Sehen manche Hellseher auf eine Weise und andere auf eine andere?

Ist es möglich, dass sich Hellseher gegenseitig widersprechen?

Wenn die Hellseher das innere Sein von Jiddu Krishnamurti gesehen haben, warum haben sie sich nicht auf das gleiche Konzept geeinigt?

Beim physischen Sehen sagen tausend Menschen, wenn sie einen Gegenstand sehen: Das ist ein Tisch, ein Stuhl, ein Stein, usw., usw. Oder, wenn sie eine Person sehen: Es ist ein Mann oder eine Frau oder ein Kind usw.

Was ist dann mit der Hellsichtigkeit? Warum konnten sich die Hellseher im Fall des indischen Jungen nicht einigen? Es besteht kein Zweifel, dass Krishnamurti für die Theosophische Gesellschaft ein echtes Rätsel war.

Das Schlimmste ist, wenn sich die Hellseher gegenseitig bekämpfen.

Das ist etwas, was die Köpfe derjenigen verwirrt, die diese Studien gerade erst begonnen haben.

Krishnamurti verfiel in Skepsis und blieb mehrere Jahre lang skeptisch, bis er schließlich reagierte und seine Mission begann.

Wir alle, die gnostischen esoterischen Brüder machten uns auf, den Fall Krishnamurti in den höheren Welten zu untersuchen. Nach geduldiger Arbeit kamen wir zu den folgenden Schlussfolgerungen:

Erstens: Jeder Mensch ist eine Dreiheit aus Körper, Seele und Geist.

Zweitens: Wenn der Geist die Materie besiegt, ist er ein Buddha.

Drittens: Wenn die Seele sich reinigt und heilig wird, dann wird sie Bodhisattwa genannt.

Viertens: Krishnamurtis Geist ist ein Buddha.

Fünftens: Die Seele von Krishnamurti ist ein Bodhisattwa.

In Asien gibt es viele Buddhas, die noch nicht den Christus inkarniert haben.

In jedem Menschen gibt es einen Strahl, der uns mit dem Absoluten verbindet. Dieser Strahl ist unser leuchtender Drache der Weisheit, der innere Christus, die sephirothische Krone.

Die Buddhas, die nicht den Inneren Christus inkarniert haben, haben sich noch nicht christifiziert. Der Buddha des Inders Krishnamurti hat bereits seinen leuchtenden Drachen der Weisheit inkarniert, seinen eigenen Strahl, seinen eigenen inneren Christus.

Als Besant, Leadbeater und andere den Fall Krishnamurti studierten, wurden sie vom strahlenden Licht dieses christifizierten Buddhas geblendet, und da sie die christliche Esoterik nicht kannten, glaubten sie auf den ersten Blick, dass Krishnamurti die Reinkarnation von Jesus Christus sei.

Der Fehler lag nicht in der Hellsichtigkeit, der Fehler lag im Mangel an intellektueller Bildung. Sie kannten nur die sieben theosophischen Prinzipien. Sie kannten nur den Körper, die Seele und den Geist, aber sie ignorierten, dass darüber hinaus jeder Mensch einen Strahl (den inneren Christus) hat, der ihn mit dem Absoluten verbindet.

Sie sahen den inneren Gott von Krishnamurti und glaubten, dass er Jesus von Nazareth sei; das war ihr Fehler. Das Schlimmste war der Schaden, den sie dem indischen Jungen zugefügt haben. Wenn einem Bodhisattwa gesagt wird, dass er ein Meister ist, verliert er sich, er nimmt Schaden und wird traumatisiert.

Der indische Junge sah, wie die Ausbilder sich wegen ihm bekämpften, und das Ergebnis war ein psychologisches Trauma für seine menschliche Persönlichkeit. Krishnamurti hat ein psychologisches Trauma.

Es besteht kein Zweifel, dass sie ihm sehr geschadet haben. Die theosophischen Führer hätten den indischen Jungen in Ruhe lassen sollen. Er hätte sich in Indien frei entwickelt können und dann wäre sein Werk wunderbar gewesen.

Der große Buddha von Krishnamurti war nicht in der Lage, seine komplette Botschaft zu geben, weil der Bodhisattwa ein psychologisches Trauma hat.

Wenn wir Krishnamurtis Lehre untersuchen, sehen wir, dass sie bestenfalls buddhistisch ist. Leider kennt er die christliche Esoterik nicht.

Der indische Junge trank aus dem Brunnen des buddhistischen Evangeliums. Es ist schade, dass er die christliche Esoterik nicht studiert hat.

Später mischte er die buddhistische Philosophie mit der offiziellen Philosophie der westlichen Welt.

Die Lehre Krishnamurtis ist das Ergebnis einer solchen Vermischung.

Krishnamurtis Doktrin ist der Buddhismus. Die Lehre des Wassermannzeitalters wird das Ergebnis der Vermischung von buddhistischer Esoterik mit christlicher Esoterik sein. Die Lehre von Krishnamurti ist freier Buddhismus. Die lebendige Quelle dieser Doktrin ist jedoch das wunderbare Evangelium des Herrn Buddha.

Wir sind nicht gegen Krishnamurti, wir bedauern nur, dass der innere Buddha dieses indischen Philosophen nicht in der Lage war, die ganze Botschaft zu vermitteln, das ist alles.

Wenn ein Hellseher entdeckt, dass der Innerste (der Geist) einer Person ein Meister ist, ist es das Beste, zu schweigen, um der Person nicht zu schaden.

Wenn jemand erfährt, dass sein inneres Sein ein Meister ist, wird er hochmütig und arrogant. (Zum Glück blieb Krishnamurti demütig.) Es gibt auch gefallene Bodhisattwas. Diese sind schlimmer als Dämonen.

Niemandem sollte gesagt werden, dass er ein Meister ist.

Der Hellsichtige muss umsichtig sein. Der Hellseher muss zu schweigen wissen.

Der Geist eines Menschen mag in einer früheren Reinkarnation den Grad eines Meisters erreicht haben. Der Bodhisattwa (Seele des Meisters) kann später gefallen sein und jetzt auf dem Pfad des Bösen wandeln.

Der Meister fällt nicht. Derjenige, der fällt, ist der Bodhisattwa (Seele) des Meisters.

Der Hellseher sollte umsichtig sein und, bevor er einen Meister ankündigt, viele Jahre lang mit Geduld warten, um zu sehen, wie sich der Mensch aus Fleisch und Blut, der irdische Bodhisattwa, im Leben verhält. Der Meister mag da oben sehr groß sein, aber der Mensch aus Fleisch und Blut hier unten ist gefährlich.

In jedem Fall wird man sie an ihren Früchten erkennen.

Blavatsky sagt, dass das Geheimnis der doppelten Persönlichkeit eines der größten Geheimnisse des Okkultismus ist.

All die Kämpfe und Fehler der Theosophischen Gesellschaft sind die Ursache für Krishnamurtis Trauma. Der Fall Krishnamurti ist sehr wichtig.

Dr. Steiner kannte die christlichen Mysterien und ließ sich deshalb nicht beirren. Steiner war ein Gnostiker.

Steiner hat nicht akzeptiert, dass Krishnamurti die Reinkarnation von Jesus Christus war.

Viele folgten Steiner und viele folgten Frau Besant.

Der hellsichtige Steiner hatte eine große intellektuelle Bildung, deshalb verfiel er nicht in diesen Irrtum; er war ein wahrer gnostischer Rosenkreuzer.

Der Manipulierte, der Auftraggeber, der Sukkubus

Viele Fälle von Hexerei werden vor Gericht gebracht.

Die Behörden lachen über solche Fälle und urteilen darüber wie über gewöhnliche Verbrechen, indem sie die Geschichten von Hexen, „Santerias“, Zauberern oder wie auch immer man sie nennen will, völlig ausklammern.

Hexen oder Schwarzmagier usw. wissen bereits, dass die Behörden nicht an ihre finstere Wissenschaft glauben.

Wenn sich der Manipulierte, der Auftraggeber, der Hexer usw. vor den Behörden verantworten muss, dann sprechen sie lieber konkret über den äußeren Teil des Verbrechens, weil sie aus eigener Erfahrung wissen, dass die Behörden nicht an Hexerei, Zauberei usw. glauben. E

igentlich halten die Hexen die Behörden für Leute, die viel wissen, aber in diesen Dingen der Zauberei oder Hexerei sind sie absolut unwissend.

Das ist das Konzept, das ehrliche Hexer haben, die aufrichtig an ihre Religion und an die Macht und Wirksamkeit ihrer Riten glauben.

Es gibt auch falsche Hexer, die nur vom Betrug leben und die Leichtgläubigkeit anderer ausnutzen (das sind Schwindler). Wir werden die ehrlichen Hexer studieren.

Wir können nicht leugnen, dass der Manipulierende, der Pate, der Inkubus usw. unwissende Menschen sind. Es ist logisch, dass Unwissenheit die Mutter aller Verbrechen ist, aber dieses Problem wird weder durch pädagogische korrigierende Behandlungen, die auf der streng konventionellen Kultur basieren, noch durch Freiheitsberaubung oder Zwangsarbeit gelöst.

Der Hexer bleibt ein Hexer, im Gefängnis oder im Exil, mit oder ohne konventionelle Kultur. Der Hexer sagt: „Diese Leute wissen viel, aber meine Wissenschaft kennen sie nicht, meine Wissenschaft ist überlegen."

Die offiziellen belehrenden, korrigierenden Maßnahmen und Bestrafungen sind unbrauchbar, um Hexer zu verändern.

Nur mit der höheren spirituellen Bildung können diese unwissenden Menschen verändert werden. Diese Fälle könnten mit pädagogischen korrigierenden Behandlungen auf der Grundlage der Theosophie, des Rosenkreuzertums, des Yogismus, usw., usw. behandelt werden. Es sollte Lehrer für diese Fächer und spezielle Erziehungsanstalten geben, die sich mit solchen Fällen befassen.

Hinter dreißig Prozent der gewöhnlichen Verbrechen steckt Hexerei.

Doch die Verbrecher schweigen, weil sie wissen, dass die Richter skeptisch und in Sachen Hexerei völlig unwissend sind.

Eigentlich haben die Richter eine offizielle intellektuelle Bildung, aber sie kennen die Wissenschaft der Hexer nicht.

Richter können ihrer Skepsis nur ein Ende setzen und sich der Volksseele zugänglicher machen, indem sie Gnosis, Theosophie, Rosenkreuzertum, Yogismus, etc. studieren.

Die forensische Psychiatrie kann mit diesen Studien enorm erweitert werden, um die Kausalität eines jeden Verbrechens eingehend zu erforschen.

Die strafrechtliche Verantwortung vor den Gerichten hat sehr tiefe Wurzeln, so tief, dass nicht einmal Freuds Psychoanalyse ahnt, wie tief.

Man muss die mentale Faulheit und die Vorurteile über das, was „die anderen sagen" beiseitelassen und Theosophie, Rosenkreuzertum usw. studieren.

Die okkulte Weisheit ist der Hintergrund aller Wissenschaft.

Der große deutsche Arzt Arnold Krumm-Heller erzählt in seinem Roman „Der Rosenkreuzer" den Fall eines Hexers, der mit einem Stück gebrauchter Kleidung seines Opfers hexte. Das Opfer war eine arme Frau. Die Unglückliche wurde verrückt, oder besser gesagt, der Hexer trieb sie in den Wahnsinn. Als Dr. Krumm-Heller zu den Behörden ging, um den Fall zu melden, wurde er von den Behörden verhöhnt.

Aufgrund der Skepsis der Behörden können die Verbrecher der Hexerei die schrecklichsten Verbrechen begehen, ohne dass die menschliche Gerechtigkeit sie erreicht. Sie verlassen sich auf die Skepsis der Richter.

Sie mögen die Skepsis der Richter. Es passt ihnen, dass die Richter skeptisch sind, denn wehe ihnen, wenn die Richter von Hexerei wüssten.

Ein russischer Wissenschaftler hat ein elektronisches Gehirn erfunden, das in der Lage ist, die mentale Stärke eines Menschen zu erfassen. Wenn jemand dem elektronischen Gerät einen Befehl gibt, sammelt das Gerät die Gehirnströme und setzt mittels eines komplizierten und schwierigen Mechanismus verschiedene Maschinen in Gang.

Dies hat die Realität der Macht der Gedanken demonstriert. Früher lachten die Männer der Wissenschaft, wenn man ihnen von mentaler Kraft erzählte, jetzt fangen sie in Russland an, sie zu benutzen, um Maschinen zu bewegen, statt Knöpfe zu drücken.

Wir leugnen nicht, dass der Manipulierte und der Manipulierende, der Klient und der Sukkubus dem oligophrenen Typus angehören, unwissende Fanatiker, die in einem wahnhaften Zustand entsetzliche Verbrechen begehen, aber die Realität ist, dass diese Leute die mentale Kraft einsetzen, die bereits mit dem Apparat des russischen Wissenschaftlers demonstriert wurde.

Die mentalen Wellen wandern durch den Raum, und in kurzer Zeit werden Männer der Wissenschaft Antennen erfinden, die in der Lage sind, diese Wellen einzufangen, und Geräte wie das Radio, die in der Lage sind, diese Wellen hörbar zu machen. Dann wird niemand mehr seine Gedanken verbergen können.

Allerdings gibt es heute schon Geräte, die die mentale Stärke messen können. Wissenschaftler messen sie in Mikro-Volt.

Es ist an der Zeit, dass die Richter aufhören zu lachen und anfangen zu lernen.

Victor Hugo sagte: „Wer über das lacht, was er nicht kennt, ist auf dem Weg, ein Idiot zu werden."

Sehen wir uns den Fall der Hypnose an. Bis vor Kurzem hat man die Hypnose mit Hexern und Totenköpfen, geköpften Hühnern in Verbindung gebracht.

Jetzt ist die Hypnose offiziell von der medizinischen Wissenschaft für die Heilung von Kranken akzeptiert worden. Es gibt Kliniken, in denen es wissenschaftliche Geräte zum Hypnotisieren gibt.

Es gibt auch Hexer, die sich der Hypnose für ihre kriminellen Handlungen bedienen und dies ist bereits im Strafgesetzbuch vieler Länder vorgesehen.

Eine Person könnte vom Hexer während des hypnotischen Schlafes manipuliert werden. Der Hexer gibt den Befehl für das Verbrechen und manipuliert die passive Person. Später geht die Person los, ohne zu wissen wie und warum, und erfüllt den vom Hexer gegebenen Auftrag. Auf diese Weise wurden entsetzliche und furchtbare Verbrechen begangen.

Hexer verwenden auch verschiedene „Embos", die sie ihren Opfern vor die Tür legen. Diese berühmten „Embos" provozieren, wenn sie den Behörden in die Hände fallen, das sprichwörtliche skeptische Lachen der Richter. Das Volk kennt bereits die Skepsis der Richter und daher ziehen es die Angeklagten vor, die berühmten „Embos" zu verstecken, seien es spezielle Pulver, Wässerchen, gerösteter Mais, Federn, Puppen, Stoffe mit Menstruationsblut, usw., usw.

Die Kraft der Gedanken ist der Hintergrund der berühmten „Embos", die Vorstellungskraft des Hexers wird durch die „Embos“ verstärkt und dann projiziert er mentale Wellen, die in der Lage sind, seine verhassten Opfer zu schädigen und zu töten.

Es kommt vor, dass viele dieser Opfer der Hexerei und der „Embos“ dann in einen Verfolgungswahn verfallen, sie fühlen sich von den übernatürlichen Kräften der Hexer bedroht, und wenn sie hysterisch und impulsiv sind, begehen sie vielleicht einen Mord oder eine Tat aus Hysterie.

Oftmals leiden diese Art von Kriminellen (die im Grunde genommen Opfer sind) unter „Hysterisch-Epileptischen“ Anfällen.

Huxley, der große materialistische Wissenschaftler, akzeptierte, dass der Äther (oder das Übernatürliche) von allen Arten von Lebewesen bevölkert ist.

Die dialektischen Materialisten lehnen den Äther ab und sagen, dass nur elektromagnetische Energie existiert. Dies ist ein neuer Name, der dem Äther gegeben wurde. In einem Tropfen Wasser befinden sich Millionen von Mikroben, für die der Tropfen das Unendliche ist.

Im Übersinnlichen gibt es Bestien und Ungeheuer, die der Mensch aufgrund der unterschiedlichen Modifikationen der Materie nicht wahrnehmen kann. Davon weiß die Metaphysik nichts, auch nicht der dialektische Materialismus.

Der Hellsichtige kann diese Arten und Formen des Lebens wahrnehmen. (Obwohl die Materialisten darüber lachen). Das Ultra Mikrometer kann bis zu zehntausendstel Millimeter messen.

Ein englischer Arzt erfand eine Linse, durch die man die Aura, die Ausstrahlung des Astralkörpers, sehen kann.

Bald wird es Linsen geben, mit denen man die vierte Dimension sehen kann.

Dann werden die scholastische Metaphysik und der dialektische Materialismus vor dem feierlichen Urteil des öffentlichen Bewusstseins lächerlich werden.

Mit diesen Linsen werden wir die Monster und die Larven sehen, die in den Köpfen von Kriminellen herumschwirren.

Wenn die Richter darüber lachen, müssen sie auch über die Mikroben lachen und das Mikroskop und die Impfstoffe ablehnen.

Die Logik lädt uns ein zu bedenken, dass wenn es physische Mikroben gibt, die den physischen Körper schädigen, es auch mentale Mikroben gibt, die den Verstand schädigen (Larven, Inkubus, Sukkubus, Basilisken, Drachen, usw., usw.).

In Zukunft werden diese Arten von mentalen Mikroben für jeden sichtbar sein. Gestern wurde das Mikroskop erfunden, um die physikalischen Mikroben zu sehen, morgen wird das Ultra-Mikroskop erfunden, um die Mikroben der übersinnlichen Welt zu sehen.

Wenn es Epidemien des physischen Körpers gibt, gibt es auch moralische Epidemien, Wellen von Selbstmord, Diebstahl, Gewalt, usw., usw. Dies kann in den Städten bestätigt werden.

In beiden Fällen sind die Erreger Mikroben. Logik ist Logik.

Die Besessenen von Jatibonico, bei denen eine ganze Familie an den unterschiedlichsten und seltsamsten psychischen Störungen litt, und der im sechzehnten Kapitel des vorliegenden Buches erwähnte Fall des Verbrechens der „Mama Coleta" sind konkrete Fälle von psychischer Besessenheit, moralischen Epidemien.

Die aktiven Erreger dieser Epidemien sind die Lebewesen des Übersinnlichen, die Kobolde, Larven, Inkuben, Dämonen usw., usw. Diese Art von Namen weckt den Widerstand der skeptischen Materialisten; lasst uns nicht über Begriffe streiten, geben wir ihnen den Namen „übersinnliche Mikroben". Ich denke, dieser Name wird die skeptischen Materialisten zufriedenstellen. Meistens streiten sich die Menschen um Begriffe.

Einigen wir uns auf die Begriffe und danach fahren wir mit der Analyse des Themas fort.

Im Grunde haben die skeptischen Materialisten ein Trauma. Die Ursache für dieses Trauma ist der römisch-katholische Dogmatismus. Sie fühlten sich von der römischen Sekte im Stich gelassen, und das Ergebnis ist ein psychologisches Trauma. Sie sind die Feinde Hegels.

Nun verbinden sie alles, was mit Spiritualität zu tun hat, unbewusst mit der römisch-katholischen Kirche, und das ist das psychologische Trauma.

Damit ihr uns in Abwesenheit des traumatisierten und kranken *Ichs* hören könnt, informieren wir euch, dass wir weder katholisch noch materialistisch sind. Wir sind Gnostiker. Gnosis bedeutet Wissen, Weisheit.

Lasst uns also die übersinnlichen Mikroben untersuchen.

Das Medium oder die unglückliche Seherin aus Kapitel sechzehn war mental besessen von dem Zauberer Barrueta. Stört euch der Begriff? Habt ihr Angst an Hexer zu glauben? Nun, dann habt ihr auch Angst vor Mikroben. Was wäre, wenn wir die Hexer, Mikroben und die letzteren Hexer nennen würden? Es ist eine Frage der Begriffe, nicht wahr? Warum also streiten?

Studieren wir ohne Vorurteile. Das Medium und die ganze Familie des „Mama Coleta"-Falls waren besessen von Larven, Kobolden, Hexern usw., von übersinnlichen Mikroben, die bald sichtbar sein werden, wenn sich die Optik in Richtung des Übersinnlichen bewegt.

Bei einem Leprakranken ist der Körper vom Hansen-Bazillus befallen, bei einem Tuberkulosekranken sind die Lungen vom Kock-Bazillus befallen. Also müssen wir analysieren und reflektieren. Übersinnliche Mikroben können den Verstand befallen und den Menschen zu Verbrechen verleiten.

Es gibt zwei Arten von Epidemien, Arten von Krankheiten. Die Physischen und die Psychischen.

Letztlich reduziert sich alles auf das Atom, und das Atom ist eine Dreiheit aus Materie, Energie und Bewusstsein.

Wir müssen untersuchen, wie sich die Intelligenzen des Atoms*) verhalten. Zu Pasteurs Zeiten wurden auch die Bazillen nicht akzeptiert und man lachte den weisen Mann aus, weil er die chirurgischen Instrumente desinfizierte. Ist es dann verwunderlich, dass man jetzt die Gnostiker auslacht, weil wir die Existenz von übersinnlichen Mikroben akzeptieren?

Das sind eben Dinge der Epoche!

Wenn die optische Wissenschaft Fortschritte macht, dann wird sie unser bester Verteidiger sein. Das war schon immer der Lauf der Geschichte.

Die berühmten „Embos" der Hexer sind ansteckende, giftige Substanzen.

Diese Substanzen sind echte, übersinnliche Mikrobenträger, die den Körper der Opfer empfindlich beeinflussen und sie in den Wahnsinn und Tod stürzen können. Auch wenn die medizinische Wissenschaft dieses Jahrhunderts das nicht weiß, in Zukunft wird sie es entdecken.

Die „Embos" der Hexer sind extrem gefährliche Bazillentragende Substanzen.

Das *causa causorum* des Falles „Mama Coleta" war eine psychische Epidemie.

Die Gefängnisse sind voll von psychisch kranken Straftätern. Übersinnliche Mikroben machen den Verstand krank und führen den Menschen zum Verbrechen.

Millionen von Straftätern fühlen sich unschuldig und es gibt immer noch keine psychische Prophylaxe, kein Amt für psychische Gesundheit. Es wird viel von physischer Kultur gesprochen, aber es fehlt an Instituten für psychische Kultur. Wir geben zu, dass es Luftströme gibt, die tatsächlich Träger von infektiösen Bakterien sind, aber es wird ignoriert, dass es auch mentale

---

*) Siehe dazu das Buch "Die Morgenröte der Jugend" von M. (Verlag Heliakon).

Ströme gibt, die Überträger von übersinnlichen Mikroben sind, die schädigen, krankmachen und töten können.

Der Fall von „Mama Coleta" ist der einer mentalen Infektion, die durch die mentalen Ströme eines Hexer übertragen wurde. Die Opfer kamen ins Gefängnis und starben, aber der verborgene Mörder blieb ungestraft, ihm geschah nichts, er wurde gerettet, indem er sich hinter der Skepsis der Richter versteckte.

Fälle von psychischer Besessenheit sollten von der forensischen Psychiatrie untersucht werden.

Die Gefängnisse sind voll von psychisch kranken Menschen. (Für diese Unglücklichen gibt es keinen Arzt). Tausende von Kriminellen sind unschuldig.

Die forensische Psychiatrie muss ausgebaut werden. Für jede Krankheit gibt es ein spezifisches Gegenmittel.

Hexer werden nicht durch äußere Kultur verändert. Kein Kranker wird durch ein ungeeignetes Mittel geheilt. Wir könnten Typhus nicht mit einem Mittel gegen Masern heilen. Jede Krankheit braucht ihr spezielles Gegenmittel.

Hexer werden durch ein spezielles Gegengift geheilt. Dieses Gegenmittel ist die okkulte Weisheit. Gnosis, Yogismus, Theosophie, Rosenkreuzertum usw., usw.

Es ist offensichtlich, dass bei der Verurteilung eines Täters das *corpus delicti* benötigt wird. Es ist auch notwendig, das *corpus delicti* in Übereinstimmung mit allen rechtlichen Verfahrensweisen, die durch die Strafprozessordnung festgelegt sind, zu legitimieren.

Ein Mensch kann nicht für das Verbrechen der Schwarzen Magie verurteilt werden, wenn das *corpus delicti* nicht bekannt ist. Er könnte auch nicht verurteilt werden, wenn das *corpus delicti* (falls bekannt) nicht ordnungsgemäß nach den in den Strafprozessordnungen festgelegten Verfahrensweisen legitimiert worden ist.

Wenn ein Bürger des Verbrechens der Schwarzen Magie beschuldigt wird, wenn ein Bürger als schwarzer Magier angezeigt wird, muss das *corpus delicti* vorlegen, und dieses *corpus delicti* muss in Übereinstimmung mit der Strafprozessordnung ordnungsgemäß legitimiert worden sein.

Wenn ein Bürger beschuldigt wird, wenn er als schwarzer Magier angeklagt wird, ohne das *corpus delicti*, ohne Vorstrafen, einfach so, ohne gerichtliche Beweise, begeht der Ankläger das Verbrechen der Verleumdung und Ehrverletzung.

Menschen, die sich okkulten Studien widmen, Theosophen, Rosenkreuzer, Gnostiker, Yogis usw., usw., begehen ständig das Verbrechen der Verleumdung und öffentlichen Beleidigung, Ehrverletzung usw., Usw. Diese Brüder sollten besser ihre Zunge hüten, denn sie verfallen oft in die Verbrechen der Verleumdung und öffentlichen Beleidigung, der Ehrverletzung usw., usw.

Zu sagen, dass ein bestimmter Bruder oder eine bestimmte Schwester ein Schwarzmagier ist, ist ein Verbrechen der Verleumdung und üblen Nachrede und auch eine Beleidigung der Ehre. Die spirituellen Brüder müssen lernen, ihre Zunge zu hüten.

„An ihren Früchten sollt ihr sie erkennen." Jeder Mensch erkennt man an seinen Werken. Ein Bürger ohne Vorstrafen kann kein schwarzer Magier sein.

Ein schwarzer Magier kann kein Mensch sein, der seine Pflichten als Vater oder Mutter erfüllt, seine Schulden bezahlt und niemanden getötet, ausgeraubt, beleidigt hat usw.

Die Skeptiker des Materialismus lachen über all diese Dinge. Wir Gnostiker lassen den Fanatismus der materialistischen Sekte beiseite und sagen Folgendes: „Wer über das lacht, was er nicht kennt, ist auf dem Weg, ein Idiot zu werden."

Wenn sich ein Mensch der Wissenschaft über asiatisches Yoga oder esoterischen Buddhismus lustig macht, ist er im Begriff, ein Idiot zu werden. Dank der angewandten Wissenschaft des Westens wurde ein technischer Fortschritt erzielt und das Gebiet der forensischen Psychiatrie revolutioniert. Die angewandte und bewährte Wissenschaft des Westens ermöglicht es uns, die physikalische Materie in unseren Dienst zu stellen. Die angewandte und bewährte Wissenschaft des östlichen Yoga ermöglicht es uns, die Sinne der inneren Wahrnehmung zu wecken, mit denen wir die 4. Dimension sehen, hören, berühren und fühlen können.

Wenn der Mensch seine Sinne der Wahrnehmung erweitert, erhält er neue wissenschaftliche Informationen, die seinen Reichtum an Weisheit vergrößern. Die esoterische Wissenschaft ist die fundamentale Grundlage der Natur.

Wenn die abendländische und die orientalische Wissenschaft vollständig vereint sind, dann wird der Mensch eine wahre integrale Bildung erreichen, frei von fanatischem Sektierertum.

Heutzutage stagniert die Wissenschaft der Kriminologie wegen des Aberglaubens der fanatischen materialistischen Sekte.

Die Geistesgestörten

Es ist unmöglich, die grundsätzliche Ursache eines psychischen Ungleichgewichts zu erkennen, ohne die Psychiatrie mit Theosophie, Rosenkreuzertum, Hermetik, Yogismus und hoher gnostischer Esoterik zu vertiefen.

Die auf diese Weise erweiterte Psychiatrie kann die Geistesgestörten entdecken und heilen.

Wir haben von einer jungen Frau gehört, die in einen Zustand des Wahnsinns fiel. Die junge Frau wurde für sechs Monate in ein Sanatorium eingewiesen. Dort unterzog man sie den klassischen medizinischen Behandlungen mit den berühmten Elektroschocks, Diät, usw. All das hat sich als völliger Fehlschlag herausgestellt.

Diese junge Frau wand sich wie eine Schlange, hatte Schaum vor dem Mund, sprach unzusammenhängende Worte, usw., usw.

Wir Studenten der erweiterten Psychiatrie machten uns daran, den Fall eingehend zu untersuchen.

Wir haben das folgende Symptom gefunden: Wahnvorstellungen. Sie hatte wirklich abnorme Ideen. Es waren seltsame psychopathische Wahnvorstellungen, Verfolgungswahn; sie dachte, sie würde von der Polizei gesucht und zum Tode verurteilt. Sie fühlte sich angeklagt und wegen Diebstahls usw. gesucht.

Bei der Erforschung der Psyche der kranken Frau entdeckten wir die Angst während des Deliriums, eine zornige und manchmal entsetzte oder melancholische Physiognomie.

Die Geschichte ihrer sozialen Entwicklung erweckte den Anschein, dass sie ihre gesamte Kindheit und Jugend normal zu Hause und in der Schule verbracht hatte, ohne merkwürdige Ereignisse.

Es gab keine Anzeichen für Verletzungen, Wunden oder Ähnlichem. Ihre psychopathische Persönlichkeit war völlig schizoid, abnormal introvertiert.

Die großen Weisen sind introvertiert, aber nicht schizoid, sondern normale Introvertierte. Die Schizophrenie der Patientin zählt zur hypersensiblen und zur hyperemotionalen Form.

Der von Kretschmer beschriebene schizoide Persönlichkeitstyp ist für die Psychoanalyse schwer zu erforschen. Das Innenleben dieser Individuen ist ein ständiges Mysterium.

Der schizoide Typ ist hermetisch, widersprüchlich, manchmal sehr sensibel, mitfühlend und zärtlich, ein anderes Mal sehr kalt, grausam und gleichgültig.

Die Patientin zeigte eine gewisse Selbstaggression mit einem suizidalen Komplex.

Die schizoide Konstitution, die depressive Tendenz und der suizidale Komplex mit Verfolgungswahn und Wahnvorstellungen ergaben eine sehr komplizierte Diagnose.

Die medizinische Wissenschaft kapitulierte, und die Weisen mit all ihrer Wissenschaft versagten.

Wir, die Studenten der erweiterten Psychiatrie, wollten nicht aufgeben und machten uns daran, den Fall zu untersuchen. Wir untersuchten den erblichen Hintergrund und fanden keine wahnsinnigen Menschen unter den Vorfahren, geschweige denn einen wahnsinnigen Schizoiden.

Die Gehirnuntersuchung und die allgemeine klinische Analyse zeigten keine seltsamen Anomalien.

Das Problem war sehr schwierig. Es war alles ein Rätsel.

Die Familie musste die kranke Frau aus dem Sanatorium holen. Die Wissenschaft hatte in diesem Fall versagt.

Das Merkwürdigste an dieser kranken Frau war, dass sie während dieser Wahnvorstellungen, in denen sie sich bereits zum Tode verurteilt fühlte, versuchte, sich von imaginären Fesseln zu befreien. Sie dachte, sie sei mit Seilen gefesselt, hielt die imaginären Seile in ihren Händen und kämpfte darum, sich von ihnen zu befreien, um dem Tod zu entgehen.

Die materialistische Wissenschaft war nicht in der Lage, diesen Fall zu heilen, diese Kranke wurde zum Rätsel für die Ärzte. Die wissenschaftlichen Untersuchungen der Weisen, die materialistischen Studien, die rigorosen Überprüfungen der verschiedenen chemischen, physikalischen, biochemischen, physiologischen, usw., usw., Phänomene waren unvollständig, weil diese Weisen die Gnosis nicht studiert haben, sie kennen „Kundalini Yoga" von Sivananda nicht, sie wissen nichts über „Jnana Yoga" von Vivekananda, sie haben die „feineren Kräfte der Natur" des berühmten indischen Weisen Rama Prassad nicht studiert, sie haben nicht mit den tattwischen Kräften geübt, sie kennen weder die Anthropogenese, noch die esoterische und endotherische Kosmogenese, sie wissen nichts über die okkulte Anatomie und über das Gesetz des Karma, usw., usw., usw.

Die materialistische Wissenschaft ist unvollständig, sie ist fehlerhaft, sie ist nur ein Gebäude ohne Fundament. Es braucht nur einen kleinen Schubs, um es in Geröll zu verwandeln!

Am schlimmsten ist nicht die materialistische Wissenschaft, sondern der sektiererische Fanatismus der Gefolgsleute des dialektischen Materialismus.

Diese Fanatiker akzeptieren nichts, was nicht von ihren materialistischen Päpsten und Priestern kommt. (Die Gauner der Wissenschaft). Diese sektiererischen Fanatiker wollen keine anderen Methoden der Forschung und wissenschaftlichen Überprüfung anerkennen, als die ihrer autoritären Päpste. Sie glauben, das letzte Wort zu haben; sie sind überzeugt, dass niemand mehr weiß als sie selbst.

Der gesamte geografische und kulturelle Orient, Tibet, Gran Tartana, China, Siam, Mongolei, usw. existieren nicht für sie, weil sie das Zentrum des Universums sind. Niemand weiß mehr als sie, niemandes Wissen zählt, nur was sie wissen, ist richtig, sie sind weise, mächtig, allmächtig, usw., usw.

Das Lächerlichste an diesen Sektierern des dialektischen Materialismus ist, dass sie nicht über ihren Tellerrand hinausschauen wollen, mit ihrem bisschen Intelligenz setzen sie dem Leben Grenzen. Sie ähneln den mittelalterlichen Menschen, die glaubten, dass es jenseits von Kap Finisterre (Ende der Erde) kein Land mehr gäbe. Als Kolumbus ihnen von seinem geplanten Abenteuer erzählte, hielten sie ihn für verrückt, und wenn Königin Isabella, die Katholische, Kolumbus bei seinem waghalsigen Unternehmen nicht geholfen hätte, hätten die Spanier Amerika nie entdeckt. (Ein anderer hätte es getan).

Der materialistische Sektierer, der nicht über seine dogmatischen Vorgehensweisen hinaus sieht, gleicht der Raupe, die glaubt, dass das Blatt, auf dem sie lebt, das einzige Blatt ist. Sie weiß nicht, dass es in dem Baum, in dem sie lebt, oberhalb und unterhalb noch viele Blätter gibt; oberhalb und unterhalb der Grenzen der äußeren Sinneswahrnehmung gibt es Welten, die der sektiererische Materialist nicht kennt.

Das Schlimmste ist, dass diese Sektierer nicht nur nicht wissen, sondern nicht einmal wissen, dass sie nichts wissen, sie sind doppelt unwissend.

Wir, die Gnostiker, gehen nicht so weit, zu behaupten, dass die materialistische wissenschaftliche Forschung nutzlos ist; was wir verurteilen, ist der Fanatismus der materialistischen Sekte.

Es ist logisch, dass die wissenschaftliche Untersuchung der materiellen Phänomene für die Menschheit nützlich ist, aber die materialistische Wissenschaft ist nicht die gesamte Wissenschaft und die strengen Verfahren der wissenschaftlichen Untersuchung und Überprüfung der westlichen Welt und der materialistischen Weisen sind nicht die Einzigen. Alles an seinem Platz: wir können weder die Astronomie mit einem Mikroskop studieren, noch können wir Mikroben mit einem Teleskop studieren.

Die weisen gnostischen Rosenkreuzer kennen die Forschungssysteme des Orients und des Okzidents. Die Welten des Übersinnlichen und des Astralkörpers des Menschen existieren, sie sind sehr real.

Die physisch-materielle Welt existiert und ist auch sehr real. Wir erforschen die Welten des Übersinnlichen und des Astralkörpers mit den Systemen und Methoden der indischen Yogis.

Wir untersuchen die physikalische Welt mit den westlichen Forschungsmethoden. Die beiden Systeme ergänzen sich und harmonieren, um uns in der Zukunft eine neue Kultur und eine neue Zivilisation zu bieten, die hochgradig mystisch und außerordentlich technisch und wissenschaftlich ist.

Der Mensch der Zukunft wird die Materie in seinen Dienst stellen. Die Maschine wird der Gemeinschaft dienen. Der Mensch wird kein Opfer der Maschine sein.

Medizin, Astronomie, Technik, Luftfahrt, Industrie, usw., usw. werden den Geist von der Sklaverei der materiellen Arbeit befreien. Der Mensch der Zukunft wird einen erleuchteten Intellekt haben. Der Mensch der Zukunft wird sich an den Mächten des Hellsehens erfreuen und dennoch gigantische wissenschaftliche und technische Fortschritte machen.

Es wird hoch spirituell und wunderbar intellektuell sein.

Das fanatische Sektierertum der Gefolgsleute des dialektischen Materialismus ist konservativ, rückständig, antirevolutionär.

Die Geistesgestörten werden immer mehr und die Ärzte können sie nicht heilen, weil sie den Mentalkörper nicht kennen. Wenn die materialistischen Weisen das orientalische Yoga studieren würden, dann würden sie den Mentalkörper kennen.

Wenn die materialistischen Weisen Gnostiker wären, würden sie übersinnliche Physiologie, übersinnliche Pathologie und die Symptomatologie der Krankheiten des Mentalkörpers studieren.

Dann würden sie Tausende von hoffnungslos geisteskranken Menschen heilen.

Unsere Hellseher der erweiterten Psychiatrie schlugen vor, die vergangene Reinkarnation des jungen gestörten und von den Materialisten aufgegebenen Mädchens zu untersuchen. Das Ergebnis lieferte uns den Schlüssel. Die „Werte", die in dieser jungen Frau reinkarniert waren, waren die eines Straßenräubers.

Dieser Räuber wurde von der Polizei gesucht und in der Zeit von Don Porfirio Díaz erschossen. Der Bandit wurde an einen Baum gebunden und dann erschossen.

Jetzt hatten wir den Schlüssel zur Krankheit. Nun konnten wir uns die imaginären Fesseln und den Verfolgungswahn erklären; die Angst vor dem Tod der jungen Geistesgestörten war uns nicht mehr rätselhaft. Das gesamte Problem war gelöst.

Die Eindrücke des Todes hatten sich in das Unterbewusstsein des reinkarnierten *Ichs* eingeprägt.

Es waren die Werte des Banditen, der erschossen wurde. Diese Erinnerungen wurden im Unterbewusstsein der jungen Frau abgelegt und sind im Bewusstsein mit all den furchtbaren Qualen dieses schrecklichen tragischen Dramas wieder aufgetaucht. Das Ergebnis war der Wahnsinn, den die materialistischen Weisen nicht heilen konnten.

Der Schock war für die junge Frau so furchtbar, dass er ihren mentalen Körper beschädigte. Durch diese Risse des Mentalkörpers drangen viele bösartige Atome ein und infizierten das Gehirn, was die Patientin dazu zwang, absurde Dinge zu tun.

Auch wenn sich die materialistischen Weisen an unserem Vorgehen stören, können wir nicht leugnen, dass wir verpflichtet waren, die Thaumaturgie anzuwenden, um die kranke Dame zu heilen. Nach einer sechsmonatigen Behandlung mit okkulter Medizin kam die kranke Frau wieder zur Besinnung und wurde vollkommen geheilt.

Das war ein großer Sieg für die Thaumaturgie und die angewandte Psychiatrie.

Psychiatrische Kliniken sind voll von wütenden oder passiven Geisteskranken.

Die Krankheit der Geistesgestörten liegt im Mentalkörper.

Der Mentalkörper hat seine Krankheiten und seine Symptomatik. Es ist notwendig, den Mentalkörper und seine Krankheiten zu studieren.

Der Dritte Logos schloss die Wunden des Mentalkörpers, und die kranke Frau wurde vollkommen geheilt.

Die Gefängnisse sind voll von geistesgestörten Kriminellen.

Viele normale Verbrecher hatten einen vorübergehenden verstörenden Moment und begingen in diesem Moment der schrecklichen Übererregung ein Verbrechen.

Malaria-Fieber erzeugt manchmal heftig Wahnvorstellungen, die letztlich zu Verbrechen führen.

Die sogenannten Halluzinationen, die in fiebrigen Zuständen auftreten, sind legitime Wahrnehmungen des Übersinnlichen. Delirium wird häufig bei Scharlach, Pocken, Malaria, Typhus usw. beobachtet.

Jede Veränderung, jede vorübergehende psychische Störung, jede Störung der psychischen Funktionen, auch solche, die aus Delirien bei ansteckenden Krankheiten resultieren, kann zu Verbrechen führen. Subjektive Sinneseindrücke bei Schläfrigkeit oder Benommenheit, im Verlauf von pathologischen Prozessen sind keine Illusion. Diese Eindrücke sind legitime, hochsensible Wahrnehmungen, die den Schlüssel zur Krankheit enthalten.

Die Psychiatrie studiert diese Wahrnehmungen, um den Schlüssel zu finden, der es uns ermöglicht, den Patienten zu heilen. Im Zuge einer situativen Reaktion mit vorübergehender psychischer Störung kann man einen Mord, einen Raubüberfall usw., usw. begehen.

Die Anthropometrie kann die inneren Ursachen einer situationsbedingten Reaktion mit vorübergehender psychischer Störung und Kriminalität nicht erklären. Somatoskopische und somatometrische Merkmale können auch nicht mit logischer Genauigkeit die inneren Schlüssel zu einer situationsbedingten Reaktion mit vorübergehender psychischer Störung und Verbrechen geben.

Normalbürger, die nicht vorbestraft sind, haben oft somatoskopische und somatometrische Merkmale von Mördern und Dieben. Nur durch die tiefe Erforschung aller Hintergründe des Verstandes können wir die verborgenen Ursprünge einer situativen Reaktion mit vorübergehenden psychischen Störungen und Verbrechen entdecken.

Verborgenen Faktoren des Infrabewusstseins, des Unterbewusstseins und des Unbewussten können die Ursachen für diese vorübergehenden psychischen Störungen und diese Art von situativen Reaktionen sein, die einen Mann oder eine Frau zum Verbrecher werden lassen.

Übersinnliche Mikroben dringen in den Verstand ein und erzeugen jene situativen Reaktionen mit vorübergehenden psychischen Störungen und gewöhnliche Verbrechen.

Die Materialisten werden unsere Aussage absurd finden. Aber wann haben sie unsere Aussagen nicht als absurd empfunden? Waren das nicht die gleichen, die sich über die Mikroben und Pasteur lustig gemacht haben? Was ist dann an unseren übersinnlichen Mikroben so seltsam, dass sie sich darüber lustig machen?

Diese Mikroben sind bereits klassifiziert. Es sind die Inkuben, Sukkuben, Basilisken, Drachen, Elementarwesen, Larven, tantrische Wesenheiten, usw., usw.

Wenn ihr sie sehen und analysieren wollt, besorgt euch zuerst eine spezielle Linse. Diese Linse ist die Hellsichtigkeit. Sind die Vorahnungen des Hellsehens euch unangenehm? Nun, dann ist es klar, dass ihr fanatisiert seid! Tief im Inneren habt ihr ein psychologisches Trauma. Alles, was nach Spiritualität riecht, provoziert Widerstand in eurem Verstand, weil ihr ein psychologisches Trauma habt. Daher ist der Verstand der Materialisten in der Tat psychopathisch erkrankt.

Mit einer tiefen ganzheitlichen Bildung und einer spirituellen, sozialen und wissenschaftlichen Basis könnten wir die gegenwärtige Situation der Welt radikal verändern.

Die gnostische Bewegung ist der mächtige ganzheitliche kulturelle Hebel, mit dem wir die Welt revolutionieren und einen totalen Wandel herbeiführen können.

Die gnostische Bewegung bietet uns eine christisch-esoterische Weisheit, eine mächtige sozialistische und revolutionäre intellektuelle Bildung und lehrt uns streng analytisches und außerordentlich wissenschaftliches Yoga.

Unsere esoterische Weisheit hält den strengsten induktiven und deduktiven Analysen stand. Heutzutage ist das Problem der Geistesgestörten sehr ernst, und nur durch eine erweiterte Psychiatrie können wir es lösen.

Vor allem ist es notwendig, den Verstand von den konservativen Ideen des Materialismus zu befreien und tief in die Studien der gnostischen Bewegung einzutauchen.

Totale und partielle Revolution

Die Reihenfolge der Faktoren verändert das Ergebnis nicht.

Eine partielle Revolution ist keine totale Revolution.

Die Reihenfolge der wirtschaftlichen und politischen Faktoren kann geändert werden, ohne dass das Ergebnis verändert wird. (Das Leben geht weiter mit all seinen Mühen). Die partielle Revolution verändert die Reihenfolge der Faktoren, aber nicht das Ergebnis. Die menschlichen Wesen quälen sich weiterhin gegenseitig.

Uns gefällt die partielle Revolution nicht, wir wollen die totale Revolution. Nur wenn wir das *Ich*, das *mich selbst*, das *Ego* auflösen, werden wir eine totale Revolution erreichen.

Das *Ich* sabotiert und gefährdet die revolutionäre Ordnung.

Das *Ich* erzeugt Konflikte in den Reihen der Revolutionäre.

Das *Ich* will aufsteigen, sich erheben, überragen und sich überall bemerkbar machen.

Das *Ich* beutet aus, das *Ich* stiehlt, das *Ich* täuscht, das *Ich* verleumdet, das *Ich* intrigiert und trübt die Gewässer der Revolution.

Das *Ich* erzeugt Konflikte und Probleme in der öffentlichen Bildung, in der Agrarfrage, im Handel, im Staatsministerium usw.

Wenn wir das *Ich* auflösen, entsteht die Wahrheit in uns. Wenn wir das *Ich* auflösen, denken wir mit einem Bewusstsein, das den Nächsten einbezieht. Wenn man das *Ich* auflöst, sagt man nicht mehr *Ich*. Dann bevorzugt man das Pronomen *Wir*.

Wenn wir die totale Revolution erreichen, ist jeder von uns eine perfekte Regierung.

Wer will dann noch regieren?

Das ist die totale, integrale, absolute Revolution.

Wenn das *Ich* aufgelöst ist, werden die Regierungen verschwinden, weil sie nutzlos sind.

Das *Ich* ist der Ursprung des Verbrechens und des Leids. Das *Ich* schuf das Leiden.

Der universale Geist des Lebens hat das Leiden nicht erschaffen.

Das *Ich* ist der Erschaffer des Leidens. Das *Ich* ist Satan. Satan hat das Leiden erschaffen.

Wenn das Göttliche das Leiden nicht erschaffen hat, wenn Satan das Leiden erschaffen hat, dann ist es nutzlos, absurd und dumm.

Diejenigen, die behaupten, dass wir durch das Leiden Vollkommenheit erreichen, vergöttern Satan (das *Ich*).

Jeder, der das Leiden liebt, ist masochistisch und satanisch. Nur mit dem Arkanum A.Z.F. können wir das *Ich* enthaupten.

Nur mit einem tiefen kreativen Verstehen lösen wir das *Ich* auf. Jeder Mensch hat sich eine Meinung über die Wahrheit gebildet. Jede Religion oder jede Schule hat ihre Meinung über die Wahrheit.

Die Menschen suchen die Wahrheit, sie beten die Wahrheit an. Wir, die Gnostiker, sagen: Erkennet die Wahrheit und die Wahrheit wird euch frei machen. Dann wird es eine totale Revolution geben.

Aber wir warnen: Niemand kann suchen, was er nicht kennt.

Die Wahrheit ist das Unbekannte von Augenblick zu Augenblick.

Die Wahrheit kommt zu uns, ohne dass wir nach ihr suchen.

Die Wahrheit kommt zu uns, wenn das *Ich* gestorben ist.

Das Leiden kann uns nicht zur Wahrheit führen, denn das Leiden ist von Satan.

Nur das Arkanum A. Z. F. und das tiefe schöpferische Verstehen führt uns zur Wahrheit. Jede Begierde erzeugt Ideen. Jede Idee verwandelt sich in ein Projekt. Jedes Projekt ist Begierde.

Die Projekte führen uns zum Verbrechen.

Projekte sind wahre Monster, die ihre Nächsten verschlingen und schließlich ihre Erzeuger vernichten. So werden wir Opfer unserer eigenen Erfindung.

Die Begierde ist der Ursprung des Verbrechens. Die Begierde ist der Ursprung des Leidens. Wenn die Begierde befriedigt ist, erfreut sich der Täter. Wenn die Begierde nicht befriedigt wird, leidet der Täter. Jeder Mensch ist ein Verbrecher, auch wenn er nicht im Gefängnis sitzt.

Wenn wir den Prozess der Begierde verstehen, löst sich das *Ich* auf. Wenn das *Ich* sich auflöst, verschwindet der Ursprung des Verbrechens. Wenn das *Ich* aufgelöst ist, dann gibt es die totale Revolution.

Verwandelt die Begierde in Willen. So macht man der Begierde ein Ende.

Das in Willen umgewandelte sexuelle Verlangen ist das lodernde Feuer, das siegreich durch die Wirbelsäule aufsteigt.

Jede Begierde kann in Licht und Feuer umgewandelt werden. Verwandelt die Begierde in Licht um, und das *Ich* wird erlöschen wie eine illusorische Flamme, wie eine diabolische Flamme.

Dann wird es die totale Revolution geben.

Die Begierde verschwindet, wenn wir sie umwandeln.

Nur auf Grundlage eines schöpferischen Verständnisses können wir jede Begierde umwandeln.

Die Begierde ist die Grundlage jedes Verbrechens.

Die drei schwersten Verbrechen sind Zorn, Gier und Lust. Wut ist ein gewaltsames Resultat von frustrierter Begierde. Gier ist der Wunsch nach Anhäufung. Lüsternheit ist sexuelles Verlangen.

Wut kann in Sanftmut umgewandelt werden, Gier in Nächstenliebe, und Lüsternheit in Liebe.

Wenn der Mensch das Leben anderer nicht respektiert, liegt es daran, dass er sein eigenes Verlangen stark überbewertet, deshalb tötet er.

Wenn ein Mensch stiehlt, dann deshalb, weil er Reichtum anhäufen will, oder weil er das haben will, was er nicht hat.

Die Unreinheit des Verstandes ist der Hund der Begierde.

Die Lüge ist der Wunsch, die Wahrheit zu verfälschen.

Üble Nachrede und Verleumdung ist frustriertes Verlangen oder eine Überbewertung des eigenen Verlangens.

Wenn jemand in seinen eigenen Wünschen frustriert ist, dann verleumdet er seinen Nächsten.

Wenn jemand sein eigenes psychologisches *Ich* überbewertet, dann verleumdet er seinen Nächsten.

Wer einen falschen Eid ablegt und gegen das Göttliche lästert, tut dies, weil er seine eigenen Wünsche zu sehr überbewertet. Unnütze Unterhaltungen sind die Kinder der Begierde.

Wer neidisch ist, begehrt, was er nicht hat. Wer begehrt, der beneidet seinen Nächsten.

Wenn jemand etwas begehrt, dann deshalb, weil er es haben will. Wenn jemand neidisch ist, dann deshalb, weil er das haben möchte, was er nicht hat, und weil er sich schlecht fühlt wegen des Wohlstands der Nächsten.

Boshaftigkeit ist aufgestaute Begierde. Hass und Ressentiments sind frustriertes Verlangen.

Unwissenheit ist die Mutter der Begierde. Das Verlangen zu töten wird in die Wissenschaft des Heilens und Lebensspendens umgewandelt. Das Verlangen zu stehlen wird in Altruismus und Nächstenliebe umgewandelt.

Mentale Unreinheit wird in Keuschheit umgewandelt.

Der Wunsch zu lügen wird in Worte der Wahrheit umgewandelt. Der Wunsch nach Klatsch und Verleumdung wird in Worte der Weisheit und Liebe umgewandelt. Der Wunsch gegen das Göttliche zu lästern und ihm zu schaden wird in höchste Verehrung und Anbetung des Göttlichen umgewandelt.

Der Wunsch und das Vergnügen der unnützen Konversation wird in erhabene Stille und Worte der Weisheit umgewandelt.

Das frustrierte Verlangen des Neides verwandelt sich in innige Freude am Wohl des anderen.

Das Verlangen nach Anhäufung der Gier wird in die Freude umgewandelt, alles zu geben, sogar das eigene Leben aus Liebe zur leidenden Menschheit.

Die Fäulnis der Boshaftigkeit wird in die Unschuld des Kindes umgewandelt.

Wut, Groll und Hass sind verschiedene Formen des Verlangens, die in höchste Sanftmut, unendliche Vergebung und höchste Liebe umgewandelt werden.

Wir müssen Gedanken, Worte und Taten der Begierde in Weisheit und Liebe umwandeln.

So vernichten wir das *Ich*.

Wenn wir das *Ich* auslöschen, kommt das Zeitlose, das Ewige, die Wahrheit, der innere Christus, zu uns. Der einzige Weg, das *Ich* aufzulösen, ist die Auslöschung des Verlangens.

Der einzige Weg, das Verlangen zu vernichten, besteht darin, es umzuwandeln. „Wenn ein höheres Gesetz von einem niederen Gesetz transzendiert wird, löscht das höhere Gesetz das niedere Gesetz."

Die Wissenschaft der Transmutationen ist die Alchemie. Die Grundlage der Alchemie ist das Arkanum A. Z. F.

Der Verstand, das Herz und die Sexualität sind das perfekte Dreieck der Heiligen Alchemie. Der Kampf ist schrecklich: Gehirn gegen Sexualität, Sexualität gegen Gehirn; und der Schlimmste und Schrecklichste ist der von Herz gegen Herz. Du weißt es! Viele lästern gegen das göttliche Leben, gegen Gott, und geben Ihm, dem Unbekannten und Göttlichen, die Schuld für all ihre Leiden und Schmerzen.

Das große göttliche Leben hat nichts mit den Fehlern des *Ichs* zu tun.

Ein gewöhnlicher Mann oder eine gewöhnliche Frau wünschen sich etwas, und dann schmieden sie ihre Pläne und Projekte. Darüber nachzudenken ist sehr schön, aber bei der Umsetzung kommen die Probleme. Wenn wir nicht versagen, sagen wir: Gott ist sehr gut zu mir, er hat mir gewährt, was ich mir gewünscht habe; wenn wir versagen, dann ist das Verlangen frustriert, und der Gläubige fühlt sich betrogen. Er beschuldigt Gott, lästert gegen den Ewigen, und wenn er ein Theosophist, Okkultist usw. ist, beschuldigt er die Herren des Karma oder lästert gegen sie.

So ist die Menschheit!

Die Menschen wollen nicht erkennen, dass das Göttliche absolutes Glück ist und nichts mit Schmerz zu tun hat. Das *Ich* erzeugt seinen eigenen Schmerz. Das *Ich* ist Satan.

Diejenigen, die den Schmerz zu etwas Mystischem machen, sind „Masochisten".

Wenn wir das *Ich* auflösen, dann endet der Schmerz. Wenn wir das *Ich* auflösen, gibt es die totale Revolution.

Nur durch alchemistische Operationen können wir das *Ich* auslöschen.

Die unaufhörlichen Transmutationen der Alchemie werden in exakten arithmetischen Operationen durchgeführt.

Viele masochistische Studenten des Okkultismus, Theosophismus usw. betrachten Elend, Schmerz und sogar Krankheit als unerschöpfliche Quelle von Licht und Weisheit.

Diese armen Leute lieben das *Ich*. Diese Leute sind Satanisten.

Gott, oder das Göttliche ist Glück, Frieden und Fülle. Elend und Schmerz sind von Satan.

Andere hoffen, dass sie durch Evolution und Zeit eines Tages die Vollkommenheit erreichen werden. Diese sind sogar noch schlimmer, weil sie Satan durch die Jahrhunderte verewigen wollen.

Diese sind schlimmer, weil sie Satan vervollkommnen wollen (Satan ist das *Ich*). Satan genießt es, sich zu reinkarnieren, um seine Begierden zu befriedigen.

Satan genießt es, Erfahrungen zu sammeln. Lebenserfahrungen verkomplizieren und stärken das *Ich*.

Das unschuldige und schöne Kind macht auf seinem Weg durch Adoleszenz, Jugend und Reife Erfahrungen, die es verkomplizieren und es am Ende in den listigen, bösartigen, misstrauischen alten Menschen verwandeln usw.

Der unschuldige Mensch von vor achtzehn Millionen Jahren ist jetzt der Mensch des Kabaretts und der Atombombe. Der Mensch der Sünde und des Verbrechens.

Das ist die Evolution des *Ichs*. Ein Prozess der Verkomplizierung und Stärkung des *Ichs*, die Übertragung des Irrtums durch die Jahrhunderte.

Wenn das *Ich* aufgelöst wird, endet die Evolution. Das ist totale Revolution.

Das Absolute kennt sich selbst nicht. Das Absolute muss sich selbst kennenlernen.

Jedes übergöttliche Atom muss sich selbst kennenlernen, um sich seines eigenen Glücks bewusst zu sein.

Unbewusstes Glück ist kein Glück. Der Mensch ist letztendlich nur ein übergöttliches Atom des absoluten abstrakten Raumes.

Dieses Atom ist bei den Kabbalisten als Ain-Soph bekannt.

Es ist notwendig zu wissen, dass das Ain-Soph seinen Geist in die Welt der Materie schickt, um das zu erlangen, was man das Selbstbewusstsein seines eigenen Glücks nennt.

Wenn der Geist, nachdem er die mineralischen, pflanzlichen und tierischen Bewusstseinszustände durchlaufen hat, den menschlichen Zustand erreicht, kann er zum Ain Soph zurückkehren und mit dem Ain-Soph verschmelzen.

Dann wird sich das Ain Soph seines eigenen Glücks bewusst.

Leider lässt sich der Mensch von der Materie und von den verhängnisvollen Stimmen der Begierde verwirren.

Dann wird das *Ich* geboren.

Das schlimmste Unglück ist der Fortbestand des *Ichs*. Indem Satan reinkarniert wird er komplizierter.

Indem Satan reinkarniert, leidet er unter den Folgen seiner eigenen Fehler. (Karma).

Satan wird in der Zeit geboren und stirbt in der Zeit. Satan ist die Zeit.

Satan perfektionieren zu wollen, ist eine Absurdität.

Sich mit der Zeit befreien zu wollen, bedeutet, Satan anzubeten.

Gott, das Göttliche, die Wahrheit ist zeitlos.

Mit dem großen Schmerz des Satans gründet der Mensch mystische Schulen.

Der Mensch verwandelt den Schmerz in Mystik; das ist Masochismus.

Aus einem Fehler entstand die komplizierte Theorie der Evolution.

Der Mensch beging einen Fehler, als er den verbotenen Apfel aß. So wurde das *Ich* geboren. Der Apfel von Adam ist die Sexualität.

Seitdem reinkarniert dieser Fehler ständig.

So besteht der Schmerz weiter.

Nur mit unaufhörlichen Transmutationen können wir das *Ich* auflösen. Dann endet die Evolution.

Das ist totale Revolution.

Wirtschaftliche und politische Revolution ist partielle Revolution.

Wir brauchen die totale Revolution.

Nach dem absoluten Tod des *Ichs* kehrt der Geist des Menschen zu seinem inneren Stern zurück, der ihm immer zugelächelt hat. Dieser Stern ist das übergöttliche Atom des abstrakten absoluten Raumes.

Der Geist des Menschen ist der Strahl dieses inneren Sterns.

Dieser Strahl wurde von dem schrecklichen Drachen der Begierde eingefangen.

Wenn der Strahl sich von der schrecklichen Bestie der Begierde befreit, kehrt er zu seinem inneren Stern zurück. Dann ist sich der Stern seines eigenen Glücks bewusst.

Der Strahl kehrt zu seinem Stern zurück, indem er die symbolische Jakobsleiter erklimmt. Bei seiner Rückkehr erlangt der Strahl Bewusstsein, engelhaft, erzengelhaft, seraphisch usw., usw.

Die göttlichen Hierarchien sind das Ergebnis gewaltiger innerer Revolutionen.

Die partielle Revolution ist Schmerz in einer anderen Form.

Wir brauchen die totale Revolution.

Totale Revolution ist höchstes Glück.

Mentale Kriminologie

Die mentale Kriminologie ist so tiefgreifend und komplex, dass man Millionen von Bänden brauchen würde, um das Thema zu studieren. Wir erlauben uns, nur einige Punkte anzusprechen.

Die mentale Kriminologie findet sich in Büchern, Zeitschriften, Stierkampfarenen, Kinos, Broschüren usw., usw.

In einigen Ländern gibt es pornografische Magazine, die den Verstand von jungen Mädchen und Jungen prostituieren. Wenn eine pornografische Darstellung in den Verstand gelangt, fängt das Unbewusste diese Darstellung auf und arbeitet damit seine inhaltlichen Konzepte aus.

Die vom Unbewussten erarbeiteten inhaltlichen Konzepte sind das genaue Ergebnis der Qualität der Darstellung. Das *Ich* holt die Darstellung in den unbewussten Tiefen des Verstandes und entwickelt damit seine inhaltlichen Konzepte.

In der Welt des kosmischen Geistes werden inhaltliche Konzepte in halbbewusste Bilder übersetzt. Das sind die Abbilder der mentalen Welt. Auf der kosmischen Mentalebene begeht das *Ich* Unzucht und Ehebruch mit diesen Bildern. Das ist die Prostitution des Verstandes.

Die nächtlichen Pollutionen sind das krankhafte Ergebnis der mentalen Prostitution.

Es gibt auch die Magazine der Erfolglosen. In diesen Magazinen geben Frauen Anzeigen auf, fragen nach einem Mann, groß, klein, dick, dünn, mit Geld, usw., usw. Viele junge Damen folgen diesem ultramodernen Beispiel. Das ist mentale Prostitution.

Und das Ergebnis ist sehr schwerwiegend. Es beginnt ein brieflicher Austausch. Man liebt jemanden, den man nicht kennt. Projekte werden geschmiedet, und an dem Tag, an dem sich die Paare treffen, kommt das unvermeidliche Scheitern.

Damen, die nie Prostituierte waren, würdige junge Damen, lassen sich vom Modernismus täuschen und verfallen dem Verbrechen der mentalen Prostitution.

Wenn ein Hellseher auf der mentalen Ebene die Kontaktanzeigen in all diesen Zeitschriften studiert, wird er Bordelle sehen. Jede dieser Anzeigen entspricht in der mentalen Welt dem Zimmer eines schrecklichen mentalen Bordells.

Jeder Hellsichtige ist erstaunt, diese Bordelle der Mentalebene zu sehen. In jedem Zimmer dieser schrecklichen Orte liegt eine Prostituierte. Männer gehen in diesen Räumen ein und aus.

Jede Anzeige im Magazin entspricht einem dieser Zimmer. Die Frau, die die Anzeige aufgegeben hat, liegt in ihrem Zimmer. Das ist Prostitution auf der mentalen Ebene.

Wahre Liebe hat nichts mit diesen Bordellen auf der mentalen Ebene zu tun. Tausende von jungen Mädchen und vornehmen Damen verderben sich mit dieser Art von Zeitschriften.

Wahre Liebe beginnt immer mit einem Anflug von Sympathie. Sie vertieft sich durch die Kraft der Zuneigung und gipfelt in höchster unendlicher Anbetung.

Wahre Liebe ist natürlich, ungekünstelt, wie die der Vögel, wie die der Fische des unermesslichen Meeres, wie die der flüchtigen Wildtiere im undurchdringlichen Dschungel.

Ein weiteres sehr schweres mentales Verbrechen ist der Stierkampf.

Die ersten ernsten Anzeichen sind bei den „Gringas“ zu sehen, die auf dem Höhepunkt der Emotionen sogar ihre Höschen auf den Stierkämpfer werfen.

Es ist lächerlich, wenn Frauenschuhe und alle Arten von Kleidung in die Arena fallen. Diese Frauen machen einen verrückten Eindruck. Heftige Emotionen verursachen vorübergehende psychische Störungen. Heftige Emotionen sind eine Funktion des instinktiven *Ichs*.

Die Folge von heftigen Emotionen sind asoziale und hoch kriminelle Handlungen. Heftige Emotionen verursachen ein unmittelbares psychisches Trauma.

Das heftige Gefühl beim Stierkampf erzeugt in der Tiefe des Verstandes innere kriminelle Reaktionen. Kriminelle mentale Reaktionen entstehen im psychobiologischen Feld des menschlichen Infrabewusstseins.

Die geheime Ursache des kriminellen Sadismus sind die inneren kriminellen Reaktionen, die sich im Bereich des Infrabewusstseins entwickeln.

Es gibt drei Arten von Emotionen: leichte, ideale und übertriebene.

Die ersten bewirken keine totale Veränderung des Verstandes. Die zweiten bringen die sinnliche Vorstellungskraft ins Spiel und hemmen die intellektuelle Analyse.

Und dann gibt es die hysterisch-emotionalen Vorfälle, wie die der schwarzen Messen im Mittelalter. Die hysterisch-emotionalen Vorfälle der Stierkampfarenen und die der schwarzen Messen im Mittelalter sind ähnlich. In beiden Fällen gibt es unkontrollierte Handlungen, Frauen werfen ihre Kleidung, intellektuelle Analysen verschwinden, usw.

Die dritte Art von Emotion setzt alle Vernunft außer Kraft und das Opfer fällt in einen Zustand von Koma, Erstarrung, emotionaler Ohnmacht.

Oftmals fallen in den Stierkampfarenen sehr empfindliche Menschen in Ohnmacht. In den schwarzen Messen fielen viele extrem hyperemotionale Frauen mit Neigung zu Epilepsie besinnungslos zu Boden und hatten epileptische Krämpfe.

So waren alle zufrieden und hielten sie für vom Teufel besessen.

Wir glauben, dass es sich bei diesen Menschen um Medien handelt, die leicht von übersinnlichen Mikroben besessen werden. (Larven der Astralebene, Inkuben und alle Arten von niederen Wesenheiten der Astralebene).

Traumatische psychische Störungen sind die fatale Folge von heftigen Emotionen. Stierkampfarenen haben ihren Ursprung im heidnischen Rom.

Später schlugen diese barbarischen Arenen in Spanien Wurzeln. Es ist bedauerlich, dass dieses traurige Spektakel nach Lateinamerika gebracht worden ist.

Die Tierschutzvereine sollten gegen diese Art von blutigen Spektakeln kämpfen. Die römisch-katholische Religion ist zu hundert Prozent schuld an solchen Spektakeln.

Die römische Sekte ist der geistige Urheber dieses verbrecherischen Spektakels, denn es war diese Sekte, die den Tieren das legitime Recht absprach, eine unsterbliche Seele zu haben.

Der Stierkämpfer glaubt, dass das Tier keine Seele hat, und so stößt er die grausamen Banderillas in das geschundene Fleisch seines unschuldigen Opfers, ohne jemals Mitleid oder Erbarmen zu empfinden.

Der Stierkämpfer ist der Henker der Unschuldigen.

Der Stierkämpfer ist schlimmer als der blutrünstige bengalische Tiger, weil er nicht tötet, um seinen Hunger zu stillen, auch nicht wegen des wilden Instinkts der Selbstverteidigung.

Der Stierkämpfer tötet die unschuldigen Tiere zur Belustigung der blutrünstigen und vergnügungssüchtigen Menschenmenge. Der Stierkämpfer gleicht dem römischen Gladiator, der, nachdem er das Herz seines Opfers durchbohrt hatte, ausrief: »Heil, Cäsar!«

Das Wort „Animal“ (Tier) kommt von dem Wort Anima (Seele). Entfernt man den Buchstaben "l" aus dem Wort „Animal“, bleibt das Wort Anima, also Seele, übrig.

Das Tier ist eine „Anima“ (Seele). Die Anima (Seele) des Tieres ist das unschuldige und schöne Elementarwesen.

Jedes Atom ist eine Dreiheit aus Materie, Energie und Bewusstsein. Das Bewusstsein eines jeden Atoms ist immer ein intelligentes Elementarwesen.

Wenn die Materialisten nicht in der Lage sind, diese Elementarwesen zu sehen, liegt das daran, dass sie die wissenschaftlichen Verfahren, die es uns erlauben, sie zu sehen, noch nicht kennen.

Wir haben spezielle Methoden, um diese Kreaturen zu sehen.

Das Atom ist in Wirklichkeit ein unendlich kleines Sonnensystem.

Diese Sonnensysteme des Atoms sind aus ultra-atomaren Dreiheiten zusammengesetzt, die um ihre Schwerpunkte kreisen.

Das Atom mit seinen Alpha-, Beta- und Gamma-Strahlen ist eine Dreiheit aus Materie, Energie und Bewusstsein.

Der Haeckelsche materialistische Monismus besagt, dass Kraft und Materie ein und dieselbe Sache sind.

Der Materialist Haeckel versichert uns, dass Bewusstsein in allem, was existiert, latent vorhanden ist und dass wir es in unseren Gehirnzellen suchen sollten.

Wir gehen noch weiter, weil wir die okkulte Anatomie und den Astralkörper kennen.

Das kosmische Bewusstsein spiegelt sich im gesamten Universum wider.

Wir wissen, dass das kosmische Bewusstsein auf die Kraft wirkt, und diese auf die Materie.

Die Koordination aller biologischen, physiologischen, atomaren, usw. Phänomene ist intelligent.

Jede richtungsweisende Intelligenz ist bewusst. Wir können keine biomechanischen Phänomene ohne bewusste Koordination als bewiesen anerkennen. Wir können sicher sein, dass ein fanatischer, konservativer und rückständiger Materialist diese Behauptungen dogmatisch ablehnt.

Das psychologische Trauma der Fanatiker des dialektischen Materialismus ist reaktionär. Der tierische Organismus ist letztendlich eine Synthese aus Materie, Energie und Bewusstsein. Das tierische Bewusstsein ist das intelligente Elementarwesen. Steine, Pflanzen, Tiere und Menschen haben eine Seele.

Diese Seele ist das kosmische Bewusstsein. Es gibt nur eine große Seele, das kosmische Bewusstsein. Das ist die *Anima Mundi* von Platon. Das große Bewusstsein ist wesensgleich mit dem absoluten abstrakten Raum.

Wir können dieses große Bewusstsein Gott, Allah, Parabrahman nennen oder wie immer wir wollen, das spielt keine Rolle.

Das Wichtige ist, die Realität des großen Bewusstseins zu verstehen. Menschliche Worte sind Rauch, der den Sternenhimmel des Geistes trübt. Das Wichtige ist die große Realität.

Der Stierkämpfer, der das unglückliche Tier tötet, begeht ein schreckliches Verbrechen gegen die große universale Bruderschaft.

Alle Wesen sind Eins im universalen Geist des Lebens. Auch der Jäger, der seine jüngeren Brüder (die Tiere) ermordet, begeht das feige Verbrechen des „Brudermordes".

Der Boxer, der seinen Bruder zur Belustigung des Publikums schlägt, ist ebenfalls ein Brudermörder.

Die Wrestling-Champions, die Boxer, die Stierkämpfer, die gerissenen und niederträchtigen Jäger, usw., usw. sind Mörder.

Der geistige Urheber dieser Verbrechen ist die katholische Religion.

Bellizistische Psychose

Die Presse, das Radio, die Zeitschriften usw. haben den Zustand der bellizistischen Psychose geschaffen.

Die gnostische Bewegung kämpft gegen die bellizistische Nekroneurose.

Die bellizistische Psychose, die sich im menschlichen Infrabewusstsein entwickelt, verwandelt sich schließlich in Gewalt, Hass und Krieg.

Die bellizistische Psychose verursacht Krankheiten.

Ein Soldat erblindete während des Zweiten Weltkriegs auf dem Schlachtfeld.

Die Ursache für seine Blindheit waren Schuldgefühle.

Der Mann sah eine Handgranate kommen und warf sich zu Boden, um sich hinter einem Stein zu verschanzen.

Wären seine Gefährten von ihm gewarnt worden, wären sie nicht gestorben. Der Mann fühlte sich schuldig und wurde blind.

Als die Ärzte ihn untersuchten, fanden sie keine Verletzung an seinen Augen.

Der Psychiater, der ihn hypnotisierte, konnte ihn heilen, weil er die Ursache entdeckte. Der Psychiater befahl dem Mann zu sehen, und er sah.

Natürlich musste der Psychiater ihn mit guten Argumenten überzeugen, damit der Mann seine Schuldgefühle vergaß.

Die Gnosis fördert das Entstehen einer neuen Zivilisation und Kultur.

Die gnostische Bewegung vereinigt alle philosophischen und spirituellen Schulen, alle Religionen und Sekten, um an einem runden Tisch alle wirtschaftlichen und sozialen Probleme der Menschheit zu studieren. Die gnostische Bewegung arbeitet auf den Tag hin, an dem jeder Bürger wirklich frei und gerecht leben kann.

Die gnostische Bewegung ist eine universale revolutionäre Bewegung, die für die Ankunft des neuen Wassermannzeitalters kämpft.

Die kulturelle spirituelle Arbeit muss die kriegstreiberische Propaganda ersetzen.

Die gnostische Bewegung leistet eine gigantische kulturelle und spirituelle Arbeit in allen Teilen der Welt.

Kriegspropaganda ist zerstörerisch und schädlich.

Der Mensch sollte alle seine Probleme ohne Krieg und ohne kriegstreiberische Propaganda lösen.

Die Paranoia

Der Paranoide ist scheinbar normal.

Der vernünftige und völlig klare Wahnsinn wird Paranoia genannt.

Große Männer sind immer in Gefahr, von Paranoiden getötet zu werden.

Viele Präsidenten und Staatsmänner wurden von den Paranoiden getötet.

Wir kennen den Fall eines paranoiden Anführers der Rosenkreuzer. Dieser Mann versuchte, die Wissenschaft der Rosenkreuzer zu monopolisieren. Er war ein Paranoider mit Größenwahn. Er hielt sich für den einzigen Priester der Wahrheit.

Das Misstrauen und der Hochmut dieses paranoiden Rosenkreuzers waren gewaltig.

Die Wahrheit ist das Unbekannte von Augenblick zu Augenblick.

Der paranoide Rosenkreuzer war jedoch davon überzeugt, dass er der absolute Herr der Wahrheit war.

Er dachte, er kenne die Wahrheit.

Es gibt viele Okkultisten, Theosophen, Rosenkreuzer, die paranoid werden. Jeder mystische Paranoide hält sich selbst für die inkarnierte Wahrheit.

Die Wahrheit kann vom *Ich* nicht erkannt werden, weil das *Ich* die Wahrheit nicht studiert hat.

Wir können nur erfassen, was wir kennen, aber nicht, was wir nicht kennen.

Das *Ich* kennt die Wahrheit nicht. Das *Ich* wird in der Zeit geboren und stirbt in der Zeit.

Das *Ich* ist nicht die Zeit selbst.

Die Wahrheit gehört nicht dem *Ich* an, denn die Wahrheit ist nicht die Zeit. Die Wahrheit ist zeitlos, ewig.

Der Paranoide fantasiert über die Wahrheit und glaubt, die Wahrheit zu besitzen.

Der Mensch kann sich den Kopf zerbrechen, um die Wahrheit zu finden, aber er wird sie nicht finden.

Der Paranoide glaubt, er habe die Wahrheit. In Wirklichkeit projiziert er nur Meinungen über die Wahrheit. Der Verstand ist im *Ich* eingeschlossen.

Einige Narren sagen, dass Gott existiert, andere sagen, dass Gott oder die Wahrheit nicht existiert.

Diejenigen, die sagen, dass die Wahrheit existiert, und diejenigen, die sie leugnen, sind Narren.

Das Vorhandensein der Wahrheit zu bejahen oder zu verneinen, bedeutet, eine Meinung zu äußern.

Jede Meinung ist eine mentale Projektion des *Ichs*, des *mich selbst*.

Eine Bejahung oder Verneinung der Wahrheit fügt weder ein Atom zum Unendlichen hinzu, noch entfernte es eines.

Diejenigen, die die Wahrheit suchen, sind Schwachköpfe, denn niemand kann suchen, was er nicht kennt.

Der paranoide Okkultist, Theosoph usw. glaubt, die Wahrheit finden und erkennen zu können.

Eine Person kann eine andere Person, die sie nie getroffen hat, nicht erkennen.

Keiner kann die Wahrheit erkennen, weil keiner sie je gekannt hat.

Reden wir nicht über die Wahrheit. Es ist besser, über Alchemie zu sprechen.

Nur durch die Umwandlung von Begierde in Weisheit und Liebe stirbt das *Ich*.

Nur durch das Sterben des *Ichs* kommt die Wahrheit zu uns.

Die Okkultisten müssen sich in Acht nehmen, nicht in Paranoia zu verfallen.

Das Delirium des Paranoiden ist gefährlich.

Hitler war paranoid. Cervantes Quijote ist ein lebendes Beispiel dafür, was ein Paranoider ist.

Die wahnhaften Ideen der Paranoiden halten einer logischen Analyse nicht stand.

Viele paranoide Menschen beschließen, Erfinder zu werden. Andere werden große Kaufleute, angesehene Reformatoren, außergewöhnliche Propheten usw., usw.

Wenn wir ihre wahnhaften Ideen analysieren, sehen wir, dass sie einer Analyse nicht standhalten.

Wenn man ihnen ihre Fehler zeigt, erfüllt sie das mit großem Schmerz.

Dann wenden sie sich gegen die Person, die ihnen den Irrtum gezeigt hat, indem sie sie beschuldigen, ungerecht, neidisch usw. zu sein.

Der von uns erwähnte paranoide Rosenkreuzer entschuldigte sich bei einem seiner Kritiker und weinte vor Verwirrung. Als er aufgefordert wurde, öffentlich zu widerrufen, reagierte er, indem er seinen Kritiker beschuldigte.

So sind die Paranoiden.

Die Okkultisten der Rosenkreuzer und Theosophen müssen die heilige Wissenschaft studieren, ohne ihr mentales Gleichgewicht zu verlieren. Leider werden viele Schüler der Esoterik paranoid.

Normalerweise halten sie sich für Reinkarnationen von Jesus Christus, Buddha, Mohammed, Marie Antoinette, Napoleon, etc. So werden sie zu Quijotes, zu echten Paranoiden.

Das ist die Gefahr, die von esoterischen Studien ausgeht.

Viele Esoteriker sind vom Größenwahn befallen, sie wollen Großes erschaffen usw. Sie sind von Bosheit und Misstrauen erfüllt, sie glauben, dass jeder sie verhexen will, sie verleumden andere, beschuldigen sie, Schwarzmagier zu sein, usw., usw.

Das ist der theosophische okkultistische Paranoide, usw.

Der paranoide Mensch, der diese Lehren nicht studiert hat, denkt, er stamme von Napoleon oder von irgendeinem berühmten Grafen oder Genie ab.

Er denkt, er wäre ein Übermensch. Er fühlt sich als großer Geschäftsmann, usw., usw.

In Mexiko gab es den Fall eines paranoiden Mannes, der viele Frauen ermordet hat. Er kam schließlich ins Gefängnis, als entdeckt wurde, dass er seine Verlobte (die Tochter eines Anwalts) ermordet hatte. Dieser Paranoide hat seine Opfer in seinem Hinterhof vergraben.

Im Gefängnis behauptete er, dass er nur noch ein weiteres Opfer davon entfernt sei, das Geheimnis zu finden, mit dem der Mensch den Tod verspotten könne und niemals sterben würde.

Das sind die Paranoiden. Sehr kluge und gefährliche Leute.

Nach den klinischen Kriterien gibt es viele paranoide Menschen, die normal leben und nicht gefährlich sind.

Es gibt jedoch darunter Psychopathen, die furchtbar gefährlich sind! Normalerweise ist der Paranoide vor allem boshaft und misstrauisch.

Die Paranoiden sind so gerissen, dass sie sogar die Psychiater täuschen.

Die Paranoia hat unterschiedliche Grade.

Die sozial gefährlichste paranoide Psychose ist die, die einige dieser Individuen der Vernunft beraubt.

Und dann, wenn sie den Verstand verloren haben, begehen sie die schrecklichsten Verbrechen.

Pädagogische Psychotherapie

Es gibt zwei Arten von kriminellen Straftätern. Die ersten sind diejenigen, die andere durch Hypnose, Spiritismus, Einschüchterung, Nötigung, Hexerei, psychologischen Zwang usw. zu Straftaten verleiten. Das sind die mittelbaren Straftäter.

Die zweite Art sind die unmittelbaren Täter, diejenigen, die das konkrete Verbrechen begehen, die Taten. Die kriminellen situativen Reaktionen, usw., usw.

Wir, die Befürworter der mit theosophischen und rosenkreuzerischen Themen erweiterten Psychiatrie, glauben, dass die Kriminologie eine sehr tiefgründige Wissenschaft ist.

Adler, Jung und Freud haben der Psychiatrie das A B C der wissenschaftlichen Kriminologie gegeben.

Strafrecht ist nicht Kriminologie. Das Strafrecht ist nur ein Abkommen der Menschen, um sich vor der Gesellschaft zu schützen.

Lustmolche zum Beispiel sind Kriminelle, auch wenn sie nicht im Gefängnis eingesperrt sind.

Endokrinopathien führen zu Verbrechen, und doch hat das Strafrecht damit nichts zu tun.

Die Erotik, die vom eigenen Schmerz begleitet wird, ist mit dem Machtinstinkt und dem Sexualtrieb verbunden. Das ist der Masochismus. Der Sadist fügt seinem Sexualpartner Schmerzen zu, um Lust zu empfinden.

Diese Formen der sexuellen Perversion nennen wir „Algolagnie“.

Der Machtinstinkt und der Sexualtrieb sind mit dem Zwischenhirn und der grauen Substanz des Gehirns verbunden, die ihre Manifestationen kontrollieren.

Die Wut, der Ursprung so vieler blutiger Vorfälle, entspricht dem Machtinstinkt.

Die Liebe ist mit den Geschlechtsdrüsen verbunden. Wie oft vereinen sich Liebe und Wut, vermischen sich und bedingen sich gegenseitig, bis es zum Verbrechen kommt!

Das Auf und Ab von Liebe und Wut, Sexualtrieb und Machtinstinkt zeigt sich im Biorhythmus unserer inneren Sekretionsdrüsen. (Wir empfehlen das Buch „Biorhythmus" von Dr. Krumm-Heller)

Liebe und Wut beeinflussen sich gegenseitig und verursachen die kapriziösesten psychischen Kombinationen. Traumata und nervöse Belastungen stören oft die Funktionen des Nervensystems, des Rückenmarks, aber auch die Funktionsweise des großen Sympathikus und der inneren Sekretionsdrüsen.

Die psychopathische sexuelle Persönlichkeit zum Beispiel hat sehr komplexe Ursprünge. Aus einer Verirrungen des Sexualtriebes und des Machttriebes entstehen psychopathische, schizoide und zwanghafte Persönlichkeiten von unendlicher Vielfalt.

Sadomasochisten sind das beste Beispiel dafür, was eine Verirrung von Sexual- und Machtinstinkten bedeutet. Sadomasochisten begehen die blutigsten Verbrechen, die durch ihre Ungeheuerlichkeit bestürzen.

Der Fetischismus mit seinen schwarzen Messen und der Hexerei ist Teil dieser kriminellen Konstellation.

Es ist jedoch bestürzend, wenn man sieht, wie die Richter über die Hexerei mit ihren „Embos" und ihrem Fetischismus lachen. Einmal kam ein kranker Mann zur Staatsanwaltschaft, um sich darüber zu beschweren, dass seine Geliebte ihn angeblich verhext hätte. Er präsentiert als „corpus delicti" eine mit Stecknadeln gespickte Puppe. Die Behörden lachten den Kläger aus, und um ihn für den Moment loszuwerden, ließen sie sich eine Ablenkung einfallen und versprachen, die Frau vorzuladen.

Als der Mann das Büro der Staatsanwaltschaft verlassen hatte, entfernte ein Mitarbeiter lachend die Stecknadeln aus der Puppe und warf das „Embo“ anschließend ins Wasser. Am nächsten Tag erschien der Mann wieder vor den Behörden voller Freude und Gesundheit.

Der Mann dankte den Behörden in dem festen Glauben, dass sie ihn geheilt hatten, denn er fühlte sich absolut gesund.

Was ist geschehen? Was bedeutet das? Was sagt das Strafrecht dazu? Das Strafrecht versteht davon nichts. Die Wissenschaft der Kriminologie muss den wissenschaftlichen Teil des Fetischismus und der Hexerei untersuchen.

Es ist unmöglich, über bewiesene Tatsachen zu lachen. In diesen Zeiten der Radioaktivität und in denen wir die Atomphysik studieren, über die „Embos“ zu lachen, ist wirklich töricht und absurd. Der soeben geschilderte Fall könnte in die Psychobiologie eingeordnet werden.

Der Mitarbeiter, der die Nadeln aus dem „Embo“ entfernte und das Embo dann ins Wasser warf, war eigentlich der Arzt dieses Patienten. Die Vorstellungskraft der Geliebten, verstärkt durch die Nadel der Puppe, verletzte den Mann.

Zwischen dem „Embo“ und dem Patienten bestand eine psychobiologische, energetische Beziehung, so subtil und real wie Radiowellen, oder wie die Strahlungen von Radium und Kobalt.

Der Mitarbeiter, der die Nadeln entfernte und die Puppe ins Wasser warf, veränderte das Folterinstrument und heilte den Kranken. (Er war der Arzt des kranken Mannes).

Es ist notwendig, die Hellsichtigkeit zu erwecken, um die Psychobiologie in ihrer Tiefe, in ihren Grundlagen zu studieren.

Wir müssen über das barbarische Gesetz von Talion hinausgehen und die Kriminologie studieren, im Licht der erweiterten Psychiatrie.

Wir müssen das vererbte *Ich*, das unbewusste *Ich*, das infrabewusste *Ich*, das unterbewusste *Ich*, das epileptoide *Ich*, das genotypische *Ich*, usw., usw., berücksichtigen und untersuchen.

Wir müssen das *Ich* in den tiefsten Tiefen des Verstandes erforschen und dann eine transzendentale Psychotherapie entwickeln, um diese unglücklichen Verbrecher zu heilen.

Das Gesetz von Talion verändert niemanden. Schmerz ist nutzlos.

Man benötigt eine Psychotherapie. Wir müssen die Syndrome oder psychischen Krankheiten studieren. Die kriminologischen Diagnosen sollten sich auf die erweiterte Psychiatrie stützen.

Mentale Veränderungen müssen auf der Grundlage der Theosophie analysiert werden. Es ist dringend notwendig, den Mentalkörper kennenzulernen.

Die forensische Psychiatrie muss ausgebaut werden. Die Psychobiologie und die Psychopathologie müssen didaktisch studiert werden.

Das wertvolle Werk von Lombroso und Marro ist ohne die Theosophie unvollständig. Die Studien der kriminellen Anthropologie, die von Vervaeck perfektioniert wurden, sind, wenn sie auf den reinen Strafvollzug angewandt werden, unvollständig, wenn die Psychiatrie nicht mit theosophischer Weisheit erweitert und studiert wird.

Wir müssen eine psychosomatische Analyse des Täters durchführen.

Es ist dringend notwendig, die Psychophysiologie des Delinquenten zu kennen.

Es ist unablässig, die endokrinen Drüsen des Täters zu untersuchen.

Es ist notwendig, die rein psychischen Funktionen der endokrinen Drüsen des Delinquenten zu analysieren.

Endokrinologie und Kriminologie sind eng miteinander verbunden.

Es ist dringend notwendig, das somatische, das zentrale und das vegetative Nervensystem zu studieren.

Nach all diesen Studien über den Delinquenten, studieren wir das *Ich* zutiefst, in den tiefsten Tiefen des Verstandes.

Die Diagnose und die Prognose der Persönlichkeit des Täters sind exakt, wenn wir die Themen der Theosophie und der Rosenkreuzer kennen.

Jede Wissenschaft ist unvollständig, wenn man die okkulte Weisheit, d. h. die Gnosis nicht kennt.

Die Diagnose und Prognose des Täters muss exakt sein, da sonst das Gesetz von Talion fortbestehen würde.

Strafanstalten sollten in psychiatrische Kliniken, Krankenhäuser, Universitäten, Schulen, Werkstätten, Bauernhöfe usw. umgewandelt werden.

Die Psychotherapie ist vielschichtig.

Jeder Straftäter braucht seine eigenen spezialisierten Lehrer.

Die pädagogische korrigierende Behandlung, die pädagogische Psychotherapie, muss von Psychiatern geleitet werden, die wirklich Theosophie, Rosenkreuzertum, Hermetismus, Yogismus usw. studiert haben. Das heißt, sie sollten Gnostiker sein.

Die materialistischen Psychiater schaffen es nicht, Kriminelle zu reformieren, ihre Methoden sind ein absoluter Misserfolg.

Der Materialismus ist in Sowjetrussland bereits gescheitert, da die offensichtliche Tatsache zeigt, dass im Herzen Russlands fünfzehn Millionen Moslems leben.

Praktisch sind nur noch ein paar Fanatiker des kreolischen Materialismus übrig geblieben, die auch heute noch so leben, als wäre dies das XVIII. Jahrhundert.

Gute Musik, Vorträge, lehrreiches und hoch spirituelles Kino, Baden, Spaziergänge an der frischen Luft, gesundes Sexualleben usw., usw. können Straftäter reformieren und heilen.

Das Gesetz von Talion hat kläglich versagt.

Nun brauchen wir die pädagogisch-korrektive Psychotherapie.

Schlusswort

Die Endokriminologie ist eine Wissenschaft, die sich noch in einem embryonalen Zustand befindet. Die Kriminologie stagniert aufgrund der materialistischen Wissenschaft.

In den endokrinen Drüsen befinden sich in einem latenten Zustand die Mächte des Hellsehens, des Hellhörens, der Intuition, der Telepathie, der Allwissenheit usw., usw.

Der Missbrauch von psychischen Mächten ist kriminell. Unwissenheit ist die Ursache für den Missbrauch von psychischen Mächten.

Die Psychiatrie, die mit theosophischen und rosenkreuzerischen Themen erweitert ist, wird die Kriminologie aus dem Zustand der Stagnation herausholen, in dem sie sich befindet.

Das Strafrecht muss in Übereinstimmung mit der wissenschaftlichen Kriminologie reformiert werden.

Die Psychobiologie ohne Theosophie ist wie ein Garten ohne Wasser. Jeder Schüler der Esoterik muss Disziplin und intellektuelle Bildung besitzen.

Ein Okkultist ohne Disziplin und intellektuelle Bildung wird zum Verbrecher.

Der gerechte Umgang mit Kräften ist ein Segen für alle.

Der ungerechte Einsatz von Kräften ist ein Fluch für alle.

Der unwissende Mensch, der die in den Drüsen der inneren Sekretion latent vorhandenen psychischen Kräfte schulen und entwickeln will, gleicht dem Kind, das mit Dynamit spielt.

Ein Okkultist ohne intellektuelle Bildung wird zum Verbrecher. Dieses Buch ist ein Kodex der wissenschaftlichen Ethik für alle gnostischen Rosenkreuzer, Yogis, Okkultisten, Spiritualisten usw., usw.

Der Esoteriker, der dieses Buch studiert und akzeptiert, wird ein wahrer Meister der Weißen Loge werden. Der Okkultist, der dieses Buch als einen Kodex der wissenschaftlichen Ethik akzeptiert, wird nicht in den Abgrund der Kriminalität fallen.

Mit diesem Buch eröffnen wir der Psychiatrie und Kriminologie ein neues Forschungsfeld.

Bücher, die Sie auch interessieren könnten

Die Morgenröte der Jugend
oder
Die atomaren Götter

von
M.

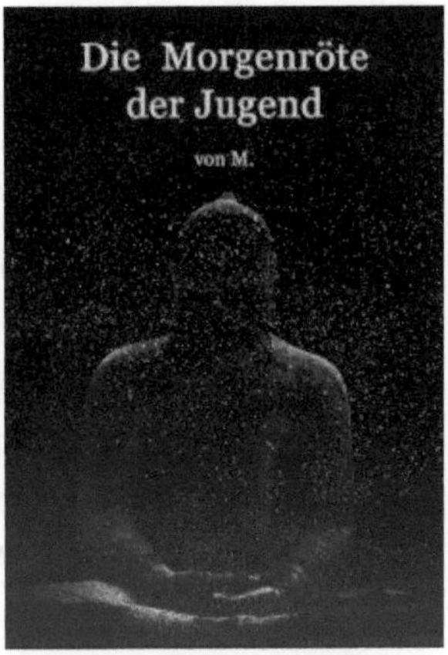

Am Anfang und Ende jedes Zeitalters entsteht ein Zufluss von kosmischen hierarchischen Strömungen von Energien. Wenn sie periodisch in die Erdatmosphäre eindringen und sich verbinden, finden wir in dieser Strahlung die Lehre, die am besten für diese Zeit geeignet ist. So wird ein neues Zeitalter von Entdeckungen für die Welt geboren.

Diese neue Kraft, von den Eingeweihten „Die Morgenröte der Jugend" genannt, ist seit einiger Zeit aktiv. Diejenigen, die darauf ansprechen und dieses westliche Yoga praktizieren, können in die neue Ära eintreten und sich in ihr Werkzeug verwandeln.

Diese Kraft, die gegenwärtig in Westeuropa und Amerika wirkt, besitzt neue Vitalität und Energien, die eine Trennung von der Vergangenheit und vererbten Umständen bringen. Der Verstand derjenigen, die darauf ansprechen, wird gereinigt. Kein Widerstand in der Atmosphäre des Mentalkörpers kann sie länger in ihrer rebellischen Aura einsperren; denn diese Yogaübung zieht atomare Energien von feinerer Art an und wandelt das Bewusstsein um.

Mysterien, Symbole und magisch wirkende Kräfte

von

Franz Hartmann

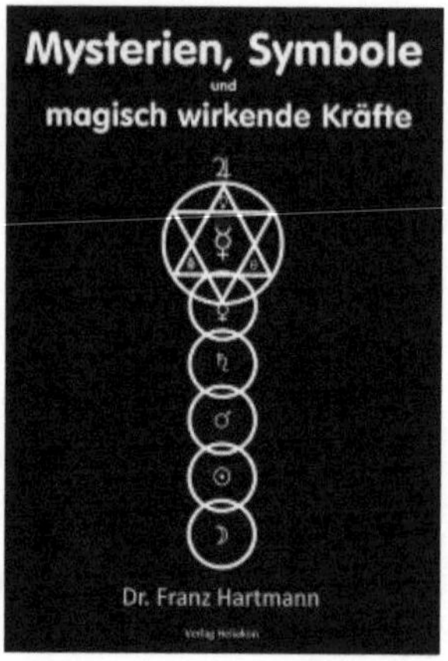

Es ist heutzutage kein Mangel an theosophischer und metaphysischer Literatur. Die Flutwelle geistigen Lichtes, welche sich gegen das Ende des vergangenen Jahrhunderts über unsern Planeten ergoss und dessen hervorragendster Träger H. P. Blavatsky war, ist bereits in viele Schichten der Bevölkerung eingedrungen; es hat in die Kirchen einen freieren Luftzug gebracht, dem Zeitgeiste den Stempel der Humanität aufgedrückt, und selbst in den Hörsälen der Akademie die Lust nach einer höheren Weltanschauung rege gemacht.

Überall, wohin dieses Licht dringt, raubt es dem blinden Autoritätsglauben und dem Aberglauben seine Stütze, untergräbt Irrtümer, die infolge ihres Alters und Ansehens ehrwürdig scheinen und erweckt jenen freien Forschungsgeist, der sich nicht mit unbeweisbaren Behauptungen oder unverstandenen Glaubensartikeln beruhigen lässt, sondern selbst fühlen, greifen und sehen will.